認知症の こころと 向き合う

松本 一生 著

株式会社 ワールドプランニング

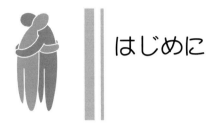 # はじめに

　ウイルスは多くの人生を奪ったが，それよりも恐ろしいのは，ソーシャル・ネットワーキング・サービス（social networking service；SNS）などで感染者や店に対する誹謗中傷が行われ，人々を苦しめていることである．このような年だからこそ，あえて言葉による支え・救済を考えよう！

　胸に突き刺さる言葉ではなく，こころに明かりを灯す言葉を信じて……．

*

　本稿を執筆し始めた 2020 年 8 月，世界は未曽有の新型コロナウイルス感染症による大混乱（以下，コロナ禍）の最中にあった．この災いがわれわれの考え方，生き方をどのように変えたか，われわれがこの経験をきっかけとして，これから先の世界をどのような人生観をもって生きることになったかについては，将来の人々が検証してくれるだろうが，先進国が少なくともここ数十年にわたって「安全であることは当たり前」と思ってきた科学優先的な世界は，いとも簡単に精神的支柱を失うことを，たった半年の混乱が教えてくれた．そして，遠い昔のことだと思ってきた中世のペスト，天然痘など感染症への恐れは今も変わることなく，世界は想像できないほど容易に恐怖に支配されてしまうということも思い知らされた．

　「Memento mori（死を思え）」と中世の人々が語っていたように，21世紀のこの世界でもあっという間に死はやってきた．われわれは誰一人として死から逃れられない．そのことは当たり前のようにわかっていたはず

だが，このコロナ禍のときに 1 人ひとりが「人生とどのように向き合ったか」，覚悟をもちながら「人のためにできること」を求める日々を生きたかを考えたい．

　精神医学における科学は，私が精神科医になった 30 年前と比較しても格段の進歩を遂げた．日常臨床においても，かつての精神療法（心理療法）や精神病理学の世界は少しずつ脳科学に代表される生物学的精神医学に主座を譲ったが，コロナ禍で精神の働きこそが人類を支えていることを再認識した．

　本書は老年精神医学や心理学の専門家のみに向けてメッセージを発するものではなく，非専門医，看護職をはじめ，医療や介護福祉に携わる「現場の人々」が，自らの存亡をかけた時期に，認知症当事者の「つらさ」を共感し伴走者になることができるかを問うものである（以下，精神療法の理念をもつ当事者へのかかわりを「精神サポート」と記す）．そのため，本書では家族に対する精神サポートにはふれていない．家族支援は他の拙著を参照いただきたい．

　不安と恐怖の時代にあっても，人は「希望」という概念をもつことができる生き物である．たとえ今回のコロナ禍が過ぎ去っても，新しい未知のウイルスはこれからも世界を襲い続けるだろう．本書がその備えとなる書になれば幸いである．

　認知症になった人は，だれもが自身の人生の存在理由や意味を改めて問われる．存在の意味が問われる疾患を支援するからこそ，われわれ自身も逃れることができない生と死のダイナミックな力動を肌で感じるこの瞬間に，彼らの傍らを歩んでいかねばならないのである．

2020 年 12 月

京都二条河原町にて

松 本 一 生

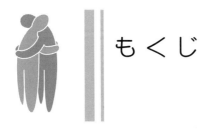

もくじ

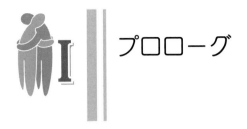 **I** プロローグ

　われわれが信じ続けてきた「言葉による精神面の支え，治療的効果」の大切さはわかっていても，コロナ禍によって人と人との交流を遠ざけなければならなくなったために，今一度，アプローチの方法を考え直さなければならなくなった．オンライン診療の是非，病院や施設にいる当事者への面会制限の課題など，これまで共有してきた価値観に対して急激に疑問符がついたためである．言葉の世界を駆使して認知症当事者の苦悩を軽減し，生きる意味や希望をなくさずにいるための精神サポートに本当に効果があるのか，私自身がその問いに答えなければならなくなった．

　精神サポートは，「かかりつけ医」による日々の診療の際にかけられる，ほんの少しの言葉によるものであるかもしれず，ケアマネジャー（介護支援専門員）が日々のマネジメント・アセスメントの際に当事者のこころを支えたいと考えて投げかける言葉，絶望の最中に自宅を訪問した看護師から投げかけられる希望の言葉，ホームヘルパーがこころの底から当事者のこころを支えたいと思って発する一言によって与えられるものかもしれない．「当事者のこころを安らげ，その苦痛を癒したい」と思う人が共通して用いる，言葉の力といってもよいだろう．

＊

● 若年性アルツハイマー型認知症の女性との出会い，15 年の闘い
　2020 年，私は認知症専門の精神科医として 29 年目を迎えた．今

年はコロナ禍の中，これまでの人生を共に送ってきた中でもとくに関係が深かった認知症当事者2人を見送ることになった．ここに記すのはそのうちの1人，若年性アルツハイマー型認知症の女性，玉木悦子氏（仮名／以下登場人物はすべて仮名・仮年齢）である．

　その人が突然現れたのは私が48歳のころであった．教員として講義や研究をすることになった大学の福祉学科での生活が始まり，医師になってから続けてきた精神科医療，とくに認知症専門医としての臨床と兼務していたある日のこと，大阪市内の大病院からの紹介状を手に彼女は現れた．

　その春から行き始めた大学での講義を終えると，町の明かりが灯り始める時間になる．まだ寒い外の空気を吸いながら，やり残した書類をチェックするため診療所に戻ると，たくさんの手紙の中にその紹介状はあった．

　「まだ44歳の女性で，当院の診断によれば，若年性アルツハイマー型認知症である可能性が高い．受診して以来，この病院のどの医師とも相性が悪く，話をしてもけんか腰になる．貴院で精神的サポートを中心にしたかかわりをもって継続して通院加療をお願いできないか」と，私が卒業した私立医科大学とは何の医局関係もない，関西の国立大学出身の高名な医師からの紹介状だった．一般的な医療の流れとして，出身大学や派閥によってその後の臨床が形づくられることが多いが，私は自分が無節操なためか，それとも医師になる前に歯科医師であった経歴から学閥を超えて多くの医師との交流ができたおかげなのか理由は定かではないが，きわめて学閥横断的にたくさんの医療機関との連携をつくることが許されて現在に至っている．

　本来なら出会うこともない高名な医師が大学を経て市中大病院の精神科部長になり，わざわざ私のような市井の開業医を紹介してくれたのだ．この話を断ることなど考えられない．しかも，この話をうまく処理すれば，また，研究会にシンポジストとして招待してもらえるかもしれない．

　あのとき，私が紹介状を読んで思いついたのは，このような処世的な理由だったことを恥ずかしさとともに思い出す．

<初　診>

　初診の風景は，これまでの経験をすべて覆す驚きに満ちていた．彼女はまず，受けた診断や生活上の指導を何一つ信じていなかったのだ．それどころか，怒りに満ちた口調で「世間は不公平ですよね．偉い人からの紹介で条件が満たされた患者には恵まれた待遇が待っているのに，そうではない一般人の場合には何の希望もないのですから」と言い放った．

　何に対する怒りなのだろう．しばらく考えて，これはなにかに対する皮肉を精一杯に表現しているのだと気がついた．

　「それは病名の告知の際の不公平さについてですか」

　「病人自身に確認もせずに，若い医者からいきなりアルツハイマー型認知症などと言われて納得いくはずがないじゃないですか」「特別待遇を受ける人にだけ告知時に配慮するのですか」

　病名告知はすんでいるが，一方的な通告に近い．これは疾患の受容もできていない段階で，むりやり告知されたという感じである．しばらく困って考え込んでしまったが，ふと気がつくと彼女は診察室のガラス窓からみえる奥の部屋をぼんやりと眺めていた．奥の部屋の壁には半抽象画の「聖母子像」が掛けてある．

　当院はカトリック系の医療機関であることもあって掲示しているが，抽象的な絵なので一見しただけでは，なにが描いてあるのかわからない．

　同じ宗教的背景があるのなら，信仰からなにかの糸口がみえるかもしれないと思い，「聖母子像，ご存知なのですか」と聞いてみたところ，「聖母子像？ 何ですか，それ．高そうな絵だと思って見ていただけです」と返ってきた．

　彼女の怒りを受け止める……なかなかタフな精神サポートになる予感がした．

＜彼女の思い＞

　彼女の怒りの多くは，当事者でありながら自らの病状を正確に聞かされていないこと，診断がついた途端に職場からも周囲の人からも「なにもできない人」という扱いを受けたことに対するものであった．若い医局員から配慮を欠く病名告知を（インフォームドコンセントの確認なしに）受け，こころが傷ついていること間違いない．しかも彼女の意思や自尊心はしっかりと残っているため，突然の告知に対する憤りがあった．

　そのことを医療者として詫びると，「はじめて私の気持ちを読もうとする医者と出会った．これまでは宇宙人ばかりいた」と言い放ち，以後，私の元へ長い通院が続くこととなった．

　しかし彼女の意思とは裏腹に，症状は少しずつではあっても進行していく．翌年の春のまだ浅い時期，彼女はエピソード記憶を失い始めた．人生におけるエピソードで，学生時代，結婚して3人の子どもができて夢中で育てた長い期間，夫が単身赴任して家を守った10年，44年の人生のどれもが強烈な記憶として彼女の自我を支えていたのに……．

　「私，ダメになっていくのかな」と彼女は泣いた．結婚記念日を忘れ，夫との楽しかった日々の思い出を忘れたことが自分でもわかるだけに，彼女は自分が壊れていくように思ったのだろう．

　気丈な人でフリーのライターをしてきた根性は，彼女にやすやすと人生を諦める選択をさせなかった．もし，彼女がもっと急激に進行していれば，思考が停滞することで少しは忘れ行く自分を意識せずにすごせたのだろうか．

　彼女は劇的な悪化もうつ状態になることもなく経過したが，それでも私にいつも問い続けた．「先生，私はこのまま生きていてもよいの?」と．

　「あなたは自分が死んだほうが迷惑をかけないと思うのですか」

　「そんなこと思うわけないわ」「早くよくなってもっと生きたいと思うからこそ，こうしてつらい気持ちになっているんじゃないの」

彼女は生きることを諦めはしなかった.

　その後, 不眠が起こり, 生活リズムが乱れるようになって, 彼女はじっとしていることができなくなっていった. 焦燥感から身の置き所がなく, 部屋を行き来する1日をすごしていたが, 被害念慮や他者への攻撃性などといった行動障害は不思議なほど目立つことはなかった.

<その後>

　何年もの時間が経過し, 病状が容赦なく彼女をむしばむ一方で, 彼女が自己決定をしたいと願う意思は崩れなかった.

　「私, 夫と子どもたちとのクリスマスを忘れてしまった」と嘆きながら, 一方では自分を茶化して話すことも多かった. 何と声をかけたらよいものかわからずに黙っていると, 「そこは突っ込んできてよ. 大阪出身なんでしょう, 先生は」と緊張したその場の雰囲気を和ませ私の気持ちを考えてくれる人でもあった.

　夫とともに「自分の最期はこうしたい」と私も交えた話し合いを希望してきたとき, 彼女の人となりをよく知っていた夫は, 黙って彼女の計画に賛同し, 私に「終末期ケア」に対する当事者家族として意見を述べてくれた. 彼の胸にはそのとき, どのような思いが去来したのだろうか.

　この春, 彼女は新型コロナウイルス感染防止のため, 家族の面会がまったく許されることなく介護付有料老人ホームでひっそりとその人生を終えた. 60歳になったばかりの朝だった.

　今でも忘れられないのは, 彼女が入所する日の朝, 診療所を訪ねてくれたときの「先生, 私ね. これまでいろいろと先生には相談に乗ってもらったから, 今度入所するホームでは, たくさんの人の話を聞いてあげたい. 私より具合が悪い人に力をあげたいのです」という一言である.

　この16年間は彼女にとって, 家族にとって, どのような人生だったのだろうか. 少なくとも彼女は自分の言葉を発することができる限り, 社会に向かって自らのことを, そして同じ病気に苦しむ人のために発言し続

けた．そしてもう一点，彼女はわれわれ医療や福祉・介護に携わる人に
対しても，当事者として発言し続けた．

- 私たちは認知症になったからといって，決してすぐになにもできない
  人になるのではない
- しかし，病気からくる混乱が，ときには大切な家族や地域，施設の
  人々に困惑を与えてしまうかもしれない
- そんなとき，私たちはこのような状態にあり，その私たちを見守って
  ほしい

　彼女は訴え続けるとともに，そのケアに当たる職員や医療者に対して
も，勇気づける言葉を投げかけ続けた．そして彼女自身の生きざまをみ
せてくれることが，われわれ周囲の人にとってなによりの精神サポートに
なったと信じたい．

＊

　人にはそれぞれ，人生での役割がある．ある人はひっそりと自分だけ
の世界を通して生きるかもしれない．またある人は大勢の人に対して発
言し，国を動かしていくのかもしれない．

　しかし，認知症になっても自らの人生における役割を意識し続けた彼
女によって，私は「病をもつことになっても，自らの人生の役割を演じき
る人」がいることを知らされた．世間が勝手に思い込んでいた「なにも
できない人」のイメージなどではなく，抑えきれないほどの感性をしっか
りと保ったまま，今の自分にできることを発信し続けた彼女のような人々
のために，社会が彼らをより理解してくれるように，本書を書き進めてい
こう．

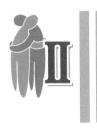

II 認知症という病気と向き合うこと

1. 認知症のイメージの変化

　私が精神科医になった約 30 年前，認知症は脳細胞が萎縮・変性していく器質性精神障害の代表とされ，その疾患に対する精神療法や心理療法のアプローチは効果が少ないといわれていた．この当時，認知症当事者のことを"自らの病気と向き合い，悩みながら人生を送る存在"としてとらえるよりも，"脳が変化して自覚がないうちに病気が進行するため，むしろ苦痛はない"ととらえるほうが主流であった．

　ところが，2004 年に日本で初めて国際アルツハイマー病協会（Alzheimer's Disease International；ADI）の大会・国際会議が開催され，参加した認知症当事者が手紙を通じてつらさや苦悩，家族への思いなど，自らの「こころ」の内を語ったことをきっかけに，認知症当事者に対する日本の認識は一変した．それまでは「なにもわからない人」ととらえられがちだった病態も，深い苦悩や心細さによって，日々，揺れ動いていることが露わになったのである．

　また，アルツハイマー型認知症や血管性認知症では，自らの症状に気づく人が少なからずいるのに対して，前頭側頭葉変性症，とくに側頭葉の変化から「無頓着さ」が際立つ場合には自覚に乏しい人もいることなど，認知症には多くの形があり，状態像には幅があることが露呈した．このことなどを鑑みると，われわれが目の前にいる認知症当事者を精神的に

支えたいと考えた場合，その人がどういう種類の認知症なのかを知っておくことが重要である.

それをしっかりと把握したうえで，これまで一様に「自分自身のことが理解できない」と考えられてきた認知症当事者にも，実は鮮やかなこころの展開があることを理解するように努めることが大切である.

ここでいう「われわれ」とは，支援側に立つ人だけでなく，認知症当事者以外のすべての人々を指す. それは家族かもしれないし，地域住民かもしれない. "我"と"彼"との対象関係で考えると，これからの社会は数人に1人の「当事者」であふれることになる. もはや"我"と"彼"の関係ではなく，われわれの中には「すでに認知症になった人」と「まだなっていない人」との違いこそあれ，すべての人が当事者になる可能性を秘めているという認識が必要である.

2. どのような人を精神サポートの対象にするか

そもそも「認知症への精神サポート」という言葉を耳にしたとき，多くの人は疑問をもつだろう. 認知症は一般的には慢性の変性疾患，あるいはラクナ梗塞などの血管障害の集積からくる器質性精神障害のひとつと考えられており，「精神サポートは可能なのか」という疑問が出てきても不思議はない. しかし現在では，「器質的に脳細胞が変化していく変性疾患だから当事者の精神面を支えることは無駄」というような極端な意見はさすがにみられない.

自己洞察が可能な疾患が精神サポートの対象となるが，少しずつ悪化する認知症に対しては，しっかりと枠を定め，どこからどの程度までの病状の認知症当事者を対象とするのかを決めておくことは重要なポイントである.

私は日々の臨床で，自ら「もの忘れ」に悩み不安を感じて来院する

人から，認知症が進み成年後見制度の対象となる人まで，実に広範囲にわたる病状の受診者の対応をする．その際，後者のような場合にまで精神サポートのかかわりが有効だと考えているわけではない．後者の場合には，家族支援やケースワークなどを視野に入れた広い概念での精神サポートが大切である．認知症当事者のこころの支えになることはできなくても，家族支援が精神サポートとして効果があることに言及したかったため，重症者家族への心理教育的アプローチによる精神サポートが，認知症当事者の BPSD（Behavioral Psychological Symptoms of Dementia；認知症の行動・心理症状）を抑えることを第4章「2．心理教育による精神サポート」で紹介している．

　一般的な外来診療の時間を考えると，各受診者に対応する診療時間は平均して 15 分以下である．外来保険診療の枠を超えることなく，15 分程度の時間をかけた精神サポートとしてもっとも適切なのは，支持的面接を展開することである．

　認知症当事者が軽度〜中等度までのレベルで意思を保てたとしても，私の外来では自己洞察を求める力動的精神療法は行っていない．あくまでも，認知症当事者が日々の生活の中で抱く不安や先行きの絶望感などに対して，支持的に寄り添い，「それでも明日に向かってまたやって行こう」と思える程度に希望につなぐことを第一目的と考えている．

　このような考えに至るまでには深い反省と後悔がある．診断が単なる通告だった時代があり，多くの臨床場面で出会った認知症当事者は，医療機関の認知症診断外来で「これから脳が変化していきます」「治療法はありません」「この先は好きなことをして余生を送ってください」と言われていた．

　このように，事実だけを淡々と開示する診療のいったいどこに「救い」があるのだろうか．当事者の「知る権利」という概念は大切だが，当事者が自ら選択した先に何らかの希望や「前向き」な可能性を秘めて

いなければならない．診断がついたからといって，その事実を告知し，通告するだけに終わるならば，その診断や対応は当事者のこころにまったく配慮することのない，極めて不適切な対応である．

　事実をしっかりと聞き，自らの可能性と限界を知ったうえで，その先の希望を捨てることなく自己決定できてこそ当事者中心の支援であり，そこにこそ精神サポートの役割があるといえる．

3．認知症当事者の内面変化

　かつては「認知症はもの忘れの病気なので，物事を忘れていること自体を本人は覚えていない．だからそのことで苦しむことはない」といわれていた．認知症当事者の内的世界を考えずに発せられたある種の「決めつけ」のようなものである．そして，認知症を病気ととらえず，認知症当事者や家族の生き方が悪いかのごとく批判的な目を向けられた時代もあった．

　そのような時代が終わろうとするころに，私は精神科医となって認知症を診始めた．そして驚いたのが認知症当事者の中にある，感性の豊富さであった．ある能力は減じたとしても，別の能力がしっかりと保たれているように，認知症という病気は「なったらおしまい」などではなく，「なってからが勝負」と思えるほど，たくさんの力をもつ人に出会う経験を重ねた．

＊

● 訴える不安に寄り添う

　若年性アルツハイマー型認知症の山之内京子氏（当時58歳・女性）は，今さっき約束した内容や，切った直後の電話の内容をすっかり忘れてしまうことを家族に指摘され，不安になって私の診療所を受診した．初診時の記憶は確かに低下しており（改訂長谷川式簡易知能評価スケー

ル（HDS-R）18 点），直前の記憶を想起できないことも多かったが，反面，これまでに成し遂げた能力は残っており，自分に任された金庫の出納管理，キャッシュカードを活用する金銭管理などはしっかりとこなせていた．

　そんな人でも，自分のミスの多さや近時記憶の減退に気づき，周囲からみてもわかるほど自信を失ってしまった．当院を受診したのはそのころだった．

　山之内氏は，自分のもの忘れが尋常でないことに気づいてやってきた．こころが不安でいっぱいになり，「この先，どのようなことが待っているかわからず，職場でだれにも相談できずに悩んでいた」と私に告げてきた．

　当時，認知症はようやく「病気」としてとらえることの大切さが謳われるようになった段階で，われわれは「だれにでも起こる病気だから，早く医療機関に相談して診断を受ければ，早期の対応で悪化せずにすむ」という点を強調した．今でもその考え方やアドバイスに疑いはない．

　しかし，当時は不安を訴える人の気持ちに寄り添い，その人が 1 人では身の置き所がない「寄る辺なさ」を，共に受け止めるという地域の覚悟がなかったことも事実である．残念なことに彼女は「こころのつらさ」を受け止めてくれる相手として私を認めることなくすごし，認知症は思っていたよりも早く進行した．

　今考えると，早期診断が希望につながらず，早期絶望になってしまったようなものである．

＊

　診療所に残るカルテのデータからも，診断を受けた後に認知症当事者を支える精神サポートによって，正しい理解と安堵感が広がるように支援することができると，そのような対応ができなかった人に比べて認知症自体の悪化を先送りできることがわかってきた．精神サポートを受けた人のほうが診療と投薬だけで経過をみた人に比べて認知症の悪化を明らかに遅らせることができたのである（図 1）．

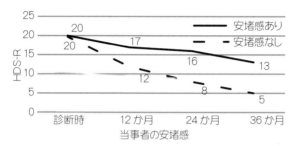

図1 精神サポートによる当事者の安堵感と HDS-R の
　　 関係；各 200 例

　「完治できない病気」でも，悪化を遅らせて長年にわたってコントロールできれば，天寿を全うするまで疾患とつき合っていく，慢性生活習慣病と同じような考え方が認知症の治療にも当てはまる．

　しかし，ここで 1 つの疑問が浮かんでくる．認知症の悪化を「先送り」することは，認知症当事者や周囲の人々にとってよいことなのだろうか．たとえば，BPSD のために幻覚・妄想が激しく続く人の場合，認知症はある程度進行するが，そのような BPSD の混乱が少なくなる時期が必ずやってくる．それを考えると，だれのために精神サポートはあるのかという疑問が浮かんできてもおかしくない．

　私がこの命題を考えるとき，認知症当事者の苦悩や不安にもっとも配慮することにしている．認知症がある程度進行しても，認知症当事者自身が受け止めきれない苦痛や不安を感じるなら，それを軽減することがもっとも大切なことだと考えたのである．苦痛と不安の中ですごす認知症当事者がいるとすれば，その人の苦痛を軽減することを精神サポートの目標とし，認知症の経過を追う場合にも，決して中核症状が悪化しないことだけを精神サポートの目標にしなかったことを明記しておきたい．

　認知症であってもできることはたくさんある．これまで習得してきた能力や作業はしっかりとできる．記憶や判断力が低下した分，感性が研ぎ澄まされて，「目の前の人がなにを感じているか」を敏感に察知できる人もいる．それにもかかわらず，認知症という診断を受けただけで，その人を「なにもできない人」「どんな仕事も任せられない人」と烙印を押してはいないだろうか．

　そしてもっとも大切なことは，認知症になった彼らの中には病気への自覚がある場合とない場合が混在するが，少なくとも病識や病感がある人の場合には，当事者が不安になっていることに注意したい．われわれがほんの少し理解し，その人の力を引き出せるような協力体制をもつことで，記憶をつなぐことができる人も多いからである．

　その人の心細さ，かつてできていたことができなくなる哀しみに向き合うその人を見捨てることなく，かといって過剰に元気づけるだけにとどまらず，寄り添うことができるか否かが地域に求められている．

　私の外来に通院した人々の経過をみても明らかなように，不安と絶望の中で毎日をすごすことは，認知症の悪化を早めてしまう．そこに求められるのは，周囲の人々の共感に満ちた「眼差し」である．期待しすぎず求めすぎず，困っているときにさり気なくかけられる「ひと言」が，認知症当事者にとってもっとも大きなサポートになるのである．

　しかしながら，われわれにはジレンマがある．認知症を疑う面があるからといって，何の躊躇もなく「今，困っていませんか」と地域や職場で声をかけられる人がどれだけいるだろう．そのため，われわれが認知症になった人からの「困りごと」や「支援を求める」メッセージに，いち早く気づくように心がけることが，地域でも職場でも大切なのである．さり気なく，それでいていち早くメッセージを受け取る感性を磨くことがわれわれには求められている．

　この考えは，残念ながら昨今のコロナ禍で大きな制約を受けた．われ

われでさえ感染のことを恐れるあまり，他人との交流を急に禁止された
世の雰囲気の中で，積極的に他者との関係性を深めなくなったのである．
困っている認知症当事者を目の当たりにしても，あえて深くかかわること
なく，目の前を素通りしてしまった苦い経験は，私自身にもある．他者
との物理的距離を保ち，感染の拡大を防ぎつつ，しかし認知症当事者
の困りごとに対しては積極的にかかわっていく．このフットワークの軽さを，
これからの世界では大切にしたい．

4．「もの忘れ」に至る5つの段階

　「もの忘れ」に関係する段階は大きく5つに分けられる．正常な（加
齢に伴う）もの忘れの場合は，多少の認知力の低下はあっても，その後，
認知症という病気の状態になることはない．天寿を全うするまで老化に
よる認知機能の低下にとどめられる．この状態を「健忘」という．いわ
ば生理的な（だれにでもある）もの忘れである．この場合，自らの「も
の忘れ」を気にして受診した人に対して，しっかりと診断したうえで「大
丈夫」だと示すことが，なによりも大切な相談のポイントである．
　一方，認知症の診断がつくと当事者の機能が病的水準になっている
ことを示す．認知症と呼ばれるこの病態を正確に表現すると，認知力低
下症である．本来ならできていた認知力が低下，判断力・記憶力など
が低下する疾患であり，初期（軽度），中等度，重度に分けられる．
　軽度認知障害（Mild Cognitive Impairment；MCI）は，健忘でも認知
症でもない，いわば中間の状態を指す．本人をよく知る人ならその人の
「認知」の力が低下していると感じるが，周囲は気がつかないかもしれな
い．当事者からすると毎日の認知力低下があるが，何とか1人で生活
できる認知症の前段階である．
　当院の1997年と2017年の初診者受診カルテに残る記録を紐解い

てみると，時代の移り変わりがみえてきた．1997 年の受診では中等度から重度になって，家族が共に来院した人が多かったが，2017 年では軽い段階で受診する人が多かった．しかも近年の受診者は当事者自身が受診を希望しているために，精神サポートの対象になる可能性が高い．時代の変化とともに対象にはならないと考えられてきた認知症当事者への適応が増えてきている．

　カルテに残るデータからは，軽度認知障害であった人が，その後，適切な対応や診療，日常生活での脳の賦活（活発になること）を心がけるようにすれば，たとえ軽度認知障害と診断されても認知症に移行するのは数人に 1 人程度の割合であることがわかっている．その段階での精神サポートは軽度認知障害には大きな力となる．

　当事者自身が認知力低下を気にしていることも多く，不安や焦燥感にとらわれているかもしれないが，何とか 1 人で生活を続けているため，周囲の人は「何ともない」と評価することが多い．この当事者の苦悩に対して精神サポートを行うことで，不安や焦燥感の軽減を図ることができる．

　軽度認知障害がいわば認知症の前段階であることを当事者にしっかりと伝え，無用な心配をしなくても大丈夫だと伝えることで，当事者の安心感が広がる場合が少なくない．

　このような 5 段階のもの忘れについて，正しい知識を入れることはもちろん大切だが，われわれはその情報提供を通して，当事者に安堵感が広がるように努めたい．このレベルを正しく理解していれば，目の前に座った当事者が精神サポートの対象になる人なのか，それとも「言葉」の次の段階，精神科的なリハビリテーションや家族支援を通じて当事者の安定を図るべき段階になっているのかを見分けることができる．

　「私はまだあの人よりも大丈夫なんでしょうか」とよく当事者から問われる．その気持ちは嫌というほどよくわかる．不安な自分がいるとき，「まだ大丈夫」と思いたい気持ちは，だれにでもあるだろう．しかし精神サポー

トは，だれかと比較したときの自分がより上位であることを確認すること
ではなく，当事者にとって，今，このときをどのように生きるのがよいの
か，共に考える作業である．私の目でみたその人の力を当事者に返した
いと思い，「ほかの人との比較はともかく，あなたにはまだこれだけの力
があります」という表現を私はよく使う．そんなとき，私は自分を鏡にし
て当事者自らが己の能力を再評価できるように努める．慰めや単なる傾
聴，共感的理解だけではない，精神サポートとして私が発する言葉を当
事者が受け止め，それを自らの評価に結びつけていくところに大きな力
が生まれるのである．

1）困っている人がいないかをみるアンテナを立てる

　なによりも大切なことは，社会の1人ひとりが職場や家庭で軽度認知
障害に相当する人がいないか，個々人がそのことに注意のアンテナを張
り，いつでもそのセーフティネットで見つけられるようにすることである．

　理由は2つある．1つは，早くその状態を見つけることができ，しかも
そのことで無用に心配や絶望をすることなくサポートを受けられれば，安
心できる環境により軽度認知障害から認知症への移行を減らすことがで
きるからである．

　もう1つは，軽度認知障害のために日々の仕事に多少なりとも支障を
きたしているような場合，われわれがその人の状態を把握し，共感をもっ
て「悩み」を分け取ることができれば，その人の地域で生活する際のメ
ンタルヘルスのみならず，職場であっても環境を健全に保つことにつなが
るからである．

　かつて認知症の外来を始めたころ，世間の風潮は「認知症になった
人を見つけて地域や会社から排除すること」が暗黙の了解となっていた．
認知症になるとその後の人生は極めて困難で，家族や地域，職場に迷
惑がかかるだけだと思われていたため，そのような異分子を健全な社会，
コミュニティから見つけ出そうとしていた．

　しかし近年のように，家庭や地域，職場でも認知症当事者に会うことが当たり前の社会にあっては，そのように認知症当事者を「異分子」扱いするのではなく，当たり前の存在として共存していくことが求められる．しかし次に紹介する部長のように，就労しながら苦難の道を歩いてきた人も少なくない．

＊

● 就労しながら歩く苦難の道

　ある家電会社の部長，高梨理一郎氏（53歳・男性）は，これまで海外勤務をこなし，仕事一途に生きてきた．仕事を優先して人生を送り，家庭をもたず，現在は都内の高層マンションでひとり暮らしをしている．

　彼が日本国内の本社に部長として戻ってから半年，「部長はいつも始業前に出社して，長い間トイレの個室にこもっている．大抜擢の出世だけどストレスも多い．下痢をしてトイレが長いらしい」と，部下たちからすると他愛もない噂が広がった．

　しかし現状はまったく違った．高梨氏は長時間トイレの個室にこもっていたが，それは排便のためではなく，個室にこもって腰かけながら，その日の午前中にやらなければならない仕事・用件について，何度も忘れないように覚えようとしていたのである．

　それでも午後になると，朝の記憶がとどまらなくなる．

　昼休みには再び個室にこもって午後の仕事を頭に叩き込む．そんな彼は夜遅くまで激務をこなすと，頭が締めつけられるように痛むこともあった．深夜，コンビニで弁当を買って帰り，また次の日に向かって記憶を整理する．

　このような状況にいる人を職場で見かけることはないだろうか．その人をよく知っている人の中には「いつもと少し違う」と気づく人もいるが，まだまだ仕事もできていて，ひとり暮らしもしている．そんな人にわれわれは「もの忘れが気になりませんか」とは聞けないだろう．はたして，本

人のプライドを傷つけないように，地域や職場でどのようなサポートができるだろうか．

　高梨氏にとって職場とはどういうところなのだろうか．人生をかけて尽くしてきた会社に対する愛着もあるだろう．しかし現状は彼にとって決して安心できるものではない．なにかもの忘れをすれば，悪気はなくても部下の間で悪い噂が広まってしまう．それだけに彼にとって今の職場は，息を抜くことができない緊張の連続を強いられる場所になっているはずである．

＊

　困った人を周囲で見つけたとき，さり気ない一言が精神サポートとして作用するか，それとも周囲からのおせっかいな一言として負担になるだけなのか，その差はほんの少しなのかもしれない．

　私も診察室で迷うことがある．「現状でこのようなコメントを出すことが当事者にとってよいことなのか，それとも当事者を混乱させて困惑に引きずり込んでしまうのか」と．

　それゆえ，高梨氏のような状態像の人との会話でもっとも気をつけなければならないのは，面接のあとに彼の気持ちがほんの少しでも楽になったか否かである．とてつもない精神療法家による魔法のような，一瞬で彼を苦しみから救い出す方法などない．むしろ，何度も繰り返される絶望に満ちたときにも，診察室を出ていくときには，彼が安堵して，「次の面接まで何とかやって行こう」と思ってくれることが大切なのである．

２）周囲の理解があればこそ

　目が回るほど日々の生活が忙しく，他人のことに目を配る隙などない現在の社会生活の中で，記憶や認知力が低下した人を会社が支えることはむずかしい．しかし，高梨氏のように自宅に帰っても１人の場合には，日々の生活のしづらさや悩みをだれかに打ち明ける機会は乏しい．だからこそ日々の生活を送る会社やコミュニティにおいて，われわれ周囲の者

が配慮すべきである.

　職場全体がこうした軽度認知障害の情報を共有して, 1人でも多く理解者が増えれば, だれかがさり気なく高梨氏の声を受け止められるかもしれない. 少しおせっかいなくらい職場の仲間に目を注ぐ雰囲気こそ大切である. そのチャンスは昼休みにあるかもしれない, トイレで2人だけになったときかもしれない. 困ったときにその人の言葉を受け入れ, サポートできる環境をつくることこそ大切である.

　その人を受け入れようといかに努力したとしても, その人が暮らす社会が, その人の存在を認めないなら努力は無に帰する. そのような誤解や流れを払しょくするために, われわれは認知症当事者の立場を代弁しなければならない. 彼らが表現できないなら, われわれが周囲に向かって情報を発信しなければならない. 単なる努力目標ではなく, 必ず達成しなければならない目標であることを再認識することが大切である.

5. 精神サポートに向けた告知

　認知症当事者が自らの病名を聞くかどうかを決める「告知」こそ, それ以降の当事者への精神サポートを考える際にもっとも大切である. かつて「がん」の場合にも告知をするか, しないかの二原論で語られた時代があった. 50年ほど前, 内科医だった亡き母が小学生の私に「当事者のことを思うと, この人のがんについては告知しないでおこうと家族と話し合って決めた」と話していたことを思い出す.

　治療が可能になった現在のがんのイメージではなく,「なったらおしまい」と考えられていた時代ゆえの対応である. 現在では当事者の「知る権利」に配慮し, 告知しても前向きに適切な治療ができるようになったが, 認知症の場合には今でも告知をためらうことが多い. これからの世界で, 認知症も治療可能な疾患になれば, このような傾向が払しょくされること

は明らかだが，現状ではていねいな対応が求められるテーマである．

1）告知はするべき？　控えるべき？

　私が医局に入った当時，大学病院の医局での診療の際に積極的な告知はしなかった．現在と比べると圧倒的に医療のパターナリズム（家父長主義）が大勢を占めていた当時，認知症という病名はすなわち，その先に待ち受ける絶望と混乱の極みの代名詞のようにとらえられていたため，医療者の多くが「そのようなつらい告知は避けよう」と判断したからである．

　現在は，当事者の知る権利から考えても，告知していなかった場合，後にトラブルや訴訟が起こるかもしれない可能性を考え，とにかく診断がついたときには告知する医療機関も多い．告知していなかったことで訴訟を起こされることに敏感だからである．当時はそのようなマイナスイメージからではなかったものの，絶望的で希望がもてない認知症の場合は，「かわいそうな当事者には知らせない」「医療のことはわれわれに任せておけばよい」という人情味を含んだパターナリズムの結果として，病名告知を避けることが多かった．

　しかし当事者の立場から考えると，これから迎える病気との向き合いの中で，自らの選択肢を増やすためにも病名告知を希望するひとり暮らしで身寄りもない当事者は少なくなかったのである．これから提示するのはそのような時代に受診した女性である．

＊

● 意思を尊重する告知

　長橋恵子氏（76歳・女性）は，かれこれ20年近くひとり暮らしで，身寄りがない．彼女は最近，近所の人に「あなた，もの忘れがひどいわよ」と言われたことを気にしていた．これまでしっかり者の自分に自信があっただけに，「他人から変な目でみられていないか」と，心配でならない．もし病気なら，しっかりと自分の意思を聞いて教えてくれる医療機関を求

めていた.

　そんな彼女が大学病院を受診したとき,「当事者がなにを望むのか」を大切に診察する私の先輩精神科医は, 彼女の目をみながら「あなたは病名告知を希望しますか」と, 彼女の「本音」を確認した. 医局に残って間もない新人医師の私には, 当時, その風景がとても目新しかった. 多くの医師が勝手に「告知はしない」と決めていた時代である. はっきりと本人の意思を確認した後に「アルツハイマー型認知症です. でも, 本当に初期なのでこれからが勝負です. どうすれば病気が悪くならないかをいっしょに考え, あなたの人生の先行きに安心感がもてるように相談しましょう」と先輩医師は彼女に微笑みかけた.

　意思確認されることなく一方的に告知され, その後の人生を全否定されるかと心配していた彼女の目は安堵で輝き, 同医師の助手をしていた私にも, 彼女のこころに明かりが灯ったことが伝わってきた. 先輩医師は彼女が独り身であることを考慮し, そしてこの先を考えたときに, 自らの意思で責任ある「この先」を決めたいと思っていた彼女自身の気持ちを大事にしたのである. ここに先輩医師の「精神サポートの眼差し」があった. 決して諭すのではなく, 決して通告するのではなく, 当事者自らがいつの間にか「そのように感じていく」という流れを大切にし, 当事者が「腑に落ちる」瞬間を待ちながら, 言葉を選んで話を深めていくのである.

　現在なら「これからの相談」については医療福祉相談室の社会福祉士が担当するが, 当時の大学病院にはそういった制度が確立していなかったこともあり, 先輩医師は自らが当事者である長橋氏に今後の生活のことを告げた. 分業体制が確立した現在なら越権行為になるかもしれないが, 先輩医師が医療面だけではなく, 今後の当事者の生活面についても言及してくれたことで, より安堵感が広がったと, 私はその場の雰囲気から感じた.

　不安と孤独の中で疑心暗鬼になっていた彼女にとって, 正確な情報が

伝えられ，見捨てられることなく「いっしょにやろう」と言ってくれる存在がいたことは，その後の闘病にも大きな力になった．

　その後の診療を大学病院から診療所に引き継いだ私の下に，彼女は13年半，通院を続けた．悪化そのものを止めることこそできなかったが，彼女が「慢性に経過する病気」として認知症とつき合っていく日々に，私も協力者の1人として寄り添うことができた．

＊

● 突然の通告による後悔

　一方，告知を躊躇しなければならない場面も少なくない．山本郁夫氏（81歳・男性）は，10年ほど前に妻とともに私の外来を受診した．聞けばさかのぼること3年前，街の中心部にある大病院を受診した際にアルツハイマー型認知症の診断を受けていた．「もの忘れは年相応かな」と思っていたが，妻と受診した診察室で気持ちを確認されることなく，担当医から「アルツハイマーの初期です．今後3年ほどで記憶が薄れていきます．7〜8年たつと寝たきりになるでしょう」と告げられ，夫婦はとても驚いたという．

　その後「医者の一存で告知されて，こころが傷ついた」と，やり場のない憤りを抱えながら私の元へ転院してきたのである．妻は大病院での受診を悔いたが，山本氏が意思を確認されることなく告知を受けた事実は消えない．彼が告知を忘れてくれることを願ったが，ショッキングな出来事はこころに深く刻まれ，彼はその後の人生を絶望と怒りのうちにすごすこととなった．

　家族会の仲間から私の診療所のことを聞いた妻が，山本氏とともに受診してから6年間，共に人生をすごしながら彼が自己評価を高められるよう精神サポートが続けられた．

　私が心がけていたことはただ1つ．決して嘘を言ってごまかさないことである．病名を通告された山本氏には，「現時点でどのような病的変化

があるか」を正しく伝えることにした．その一方で，「まだしっかりとできること」も必ず伝えるようにした．客観的事実に基づいて，先にみえる希望について話し続けたことを今でも鮮やかな印象とともに思い出す．

　山本氏自身も私も，彼のアルツハイマー型認知症がこの先悪化していくことはわかっていた．しかし，受診が単なる事実確認のみを行う場，悪化する自分を見続ける場であってはならなかった．少なくとも面接・診察が終わって診察室から出ていくその瞬間に，彼のこころの一部に希望の光が灯り，「次の診察に来るまでの間，やってみよう」と前向きに思える気持ちをつくるための時間を設けることが精神サポートの使命である．

　そのため，2人で話し合ったことは，彼に「できること」を見つけることであった．診察ごとに1つ，ゆっくりとではあったが山本氏の「できること探し」を繰り返しながら，当事者としての自尊感情が維持できるように6年間の支援を続けたのである．

＊

2）絶望にならない告知とは

　「告知を受けることが絶望」になってはいけない．しかし「告知は絶対しない」というのも当事者や家族の権利を認めないことになる．医療側の「告知は気の毒」という判断も，当事者の気持ちを考えない家父長主義のパターナリズムと考えられる．

　私の初診は「もし，病気だとすれば告知を希望しますか．それともだれか家族の方に告げましょうか」と聞くことから始まる．どういう方法や選択肢がよいのか今でも迷うことは多いが，その人の人生観やスピリチュアルな価値観に基づく決定を尊重し診察する側として，もっとも配慮すべきことである．

　結論として，私は当事者が本当に自分の病名を聞きたいと願っているときには認知症の告知をすることが，その後の当事者の安心につながると考えている．なぜなら，自分の病気をしっかりと聞き，今後の方針や

生き方に自分なりの覚悟をもつことが，その後の病気への不安や恐れを払しょくすることにつながった人は少なくないからである．

　しかし，こころが深く傷つく告知の結果は，これまでに述べてきたとおりである．初めて受診した医療機関がどのように診察し，告知をするのかを前もって知ることは容易ではない．1つの医療機関でも担当医師によって告知への態度が異なる場合が多い．私は，当事者や家族が告知を希望するか，どういうことに配慮してもらいたいかを，数行のメモに書いて初診の際に意思表示することを勧めている．どういった選択をするかを決める主体者は，当事者や家族だからである．

　少し非現実的かもしれないが，私は日々の臨床での告知には十分すぎるほどの時間をかけるようにしている．初診時に告知することはまずない．少なくとも症候学的検査，神経心理学的検査を行い，画像診断がつく前に拙速な判断はせず，それまでに告知を望むのかどうかについて，当事者もしくはそれがかなわない場合に限り，家族の意見を聞くようにしている．

＊

● 無言の対話の大切さ

　つい先日まで嘱託の形で食品会社に勤めていた郡山三郎氏（68歳・男性）は，最近家族に「もの忘れがあり，しかも怒りっぽい」と指摘され，半ば納得していない状況で当院を受診した．家族に指摘されると面白くないが，それでも指摘されると自分の自信も揺らいでしまう．もとより医療機関を受診するのは嫌だったが，今回は覚悟を決めて受診したという．

　最初から検査が待っていると思っていたのだろう．緊張感がぬぐえない表情で診察室に入ってきて私の前に座った郡山氏は，自ら言葉を発することがなかった．

　私もこちらから切り込むような形で面接を始める気はなく，自然な形で対話が始まるまで待っていたが，その間，不思議な緊張感を伴った雰

囲気が室内に満ちていたことを今でも鮮明に覚えている.

　長く感じられたが，彼が言葉を発するまでの 2 分間に，精神サポートの「出会いの始まり」の時間が存在する．その沈黙に耐えられずに，とりあえず天候の話や世間話をする面接があってもよいはずだが，私はなぜか当事者の言葉から始まる対話を大切にしている.

　今回も「彼が話すまで待ってみよう」という思いが頭をよぎった．郡山氏はその沈黙で怒り出すことはなかった．彼はこの沈黙の時間がもてる関係を受け入れ，私との対話を始めた．このひとときの沈黙こそ，郡山氏と私がその後 3 年にわたり面接を続けられたきっかけになった.

＊

6．認知症の自覚が進むには時間差がある

　認知症当事者の意見を大切にするとしても，当事者はどの程度，自らの認知症症状に対する認識ができているのかという疑問がわいてくる．われわれは認知症になっていないから，誰一人として，「認知症」とともに生きる人の本当の気持ちを当事者として実感したことがない.

　しかし，経験したことがないとしても，認知症になった人の気持ちに共感できないわけではない．われわれは多くの当事者と接することで，その人の苦悩や哀しみに寄り添う．その経験から得た「認知症当事者の心理を理解しよう」と思う共感の気持ちがある限り，当事者のこころに寄り添った支援ができる可能性がある.

　私が 1991 年から 2020 年 8 月末までに診療所で担当した認知症当事者の人数をカルテで数えると 9,000 人余りになる（図 2）.

1）認知症当事者にみられる病感・病識

　成書の中には，認知症になると「自らの疾患に対する自覚がない」と書かれたものもあった．そして，自覚を伴う場合には健忘と記されてい

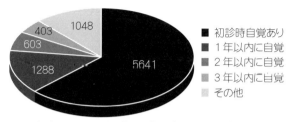

2020年までの9027人（松本診療所のカルテから）

図2　当事者による病識・病感の出現時間差

た．しかし，もの忘れに対して自覚があることが生理的健忘の証で，自覚がないことが認知症の証だととらえるのは間違いであることが，当院を受診した人々のカルテを紐解いてみるとわかる．大病院や大学病院などの外来とは異なり，私の診療所や地域に展開する中小病院の外来では，認知症ではないかと不安を抱え，生理的健忘の範疇を超えて病的な「もの忘れ」を心配して自ら来院する初診受診者が多い．

　当院のカルテ記録からは，自ら自覚があって受診した人は，受診者総数9,027人のうち5,641人と全体の62.5％に迫っている．この結果は当院が30年前の外来診療開始時から一貫して，初期段階からの精神サポートを中心とした診療形態であったことが大きく影響している．

　しかし，ここで注意したいのは，自分では気づくことなく来院した3,386人の内訳である．初診時には気づかなかった人々も，その後1年以内に自覚が現れた人が1,288人，2年以内が603人，3年以内が447人と続く．以降も治療終結まで自覚が現れなかった人もいるが，かなりの割合で少しずつ病感や病識をもち，通院しながら自らの症状に気づいていったことがわかる．

　当院が「もの忘れ診断外来」ではなく，認知症と生きる当事者の相談や家族のケアの相談を受けてきた「もの忘れ伴走外来」を展開してい

るための特徴であろう.

　認知症当事者は決して「自覚のない人」のみではなく, 自らの「もの忘れ」を不安に思い, この先の人生を憂い, 家族のことを悩みながら生きている人であるともいえよう. 大変なショックである「病気」になったことで, こころに傷を受けた人 (対象) と理解することができるだろう.

　認知症が表面化するまでには長い時間を要する人もいるが, 「気づいた時点ではもう遅い」といった考えは払しょくすべきである. そこからの一歩が悪化を食い止めるための「始まり」であるとの認識が伝わるように, 当事者側の立場に立って考えることにしている.

7. 認知症当事者を「自分への自信, 対象喪失した人」と理解する

　これまで私は (他の著作で) 認知症介護家族のこころの変遷を, 対象喪失ととらえてきた. 換言すれば, 認知症当事者と生きる家族のこころは常に大切な人を失った反応をしているのである. 詳しい説明は別の拙著に委ねるが, 概説すると, 認知症をはじめとした慢性疾患や精神領域の当事者を介護する家族のこころを理解する場合, いくつもの段階があることを理解して「家族支援」を行う必要があると説いたのである.

　しかしこのプロセスは, フロイトがいう「だれのこころにも起きる対象喪失に対するこころの回復過程を示したものであり, 家族の心理状態だけではなく認知症当事者が自らの病態に気づいている限り, その当事者にもそのまま当てはまる心理プロセス」でもある. 本稿では当事者のこころの変化と理解するため, 以下に概要を説明する.

　最初のプロセスは, 認知症の診断を受けたときに当事者 (もしくは家族) が体験する「驚愕」の時期である. このときに受ける衝撃を考えて病名告知のタイミングが大切となる. 思ってもいなかったときに告知を受

けると，当事者はそのショックの大きさから心的外傷に似たこころの傷を
残してしまうかもしれない．当事者に前もって告知希望か否かを確かめて
おき，納得がいく告知を受けることで不要なこころの傷を受けないように
することが大切である．また，告知を受けたとしても，その人になお「で
きること」や「これからも低下しないであろう能力」をしっかりと伝えるこ
とも忘れてはならない．

　病気について知らされただけでなく，しかもそれが自分の人生を大きく
揺るがすことになると聞かされた当事者が，驚愕し衝撃を受けるのは当
たり前である．認知症とともに生きるなら，将来に対する否定的なイメー
ジは拭い去ることができないだろう．その将来に向かっての不安や恐れと
向き合えるように，傍らから支援するため，その行為を「伴走」と表現
することもある．

　自らの病識に乏しい当事者の場合は，この心理プロセスには当てはま
らない．むしろ告知を受けても「飄々（ひょうひょう）とした」無関心な
態度をとることができる病態の場合には，このようなこころの傷を受けた
人の衝撃と回復のプロセスには当てはまらないことを，蛇足ながら付記し
ておきたい．

　驚愕の後，当事者のこころは「否認」の段階に移行する．この段階
では，周囲が説明しようと努めても，当事者の無意識がその事実を認め
ようとしないため，事実であっても当事者が認めることはない．この時期
にわれわれに求められる態度は，時間をかけて否認が次の「怒り」の段
階になるのを見守ることに尽きる．さまざまな説得や説明を繰り返したと
しても，当事者のこころが「怒り」や「抑うつ」の段階に移行していくと
きを待つことが必要である．その段階になって初めて，われわれが寄り
添いながらその事実を受け入れていくプロセスの手伝いができる．抑うつ
の時期をすごす当事者にとって，もっとも大切なことは，その気持ちを共
に分け取りしてくれる他者の存在である．そのようなときに「聞く耳をもっ

て聞いてくれる人」に出会うことができれば，当事者のこころは「適応」し，つらい状況にも耐えることができる．

　1人では受け止めきれないほどの重大な事実を，ただ1人で受け止めるのではなく，その人とともに共感をもって受け止めてくれる人の存在こそが大きな力になる．本書で取り上げている認知症当事者を対象とした精神サポートの価値は，まさにそこにある．

　つらい事実ではあっても，その事実を避けられない事実として受け入れる段階に達したとき，当事者は「適応」の段階にきていると解釈し，その後，何度も受容と怒りの段階を行き来しながらも，当事者の傷ついたこころは「再起」することができると解釈できる．しかし，日々の臨床では「受容」や「再起」の段階までいく人は多くない．当事者は何度も「否認」や「怒り」の段階を行き来しながら苦しみと闘うのであり，まさにその全プロセスを通じて，いつも当事者と伴走しながら支援する存在として，われわれの精神サポートが必要なのである．

　認知症予防の視点から考えると，こういったレベルではもう予防は手遅れなのではないかと思われがちだが，実はこの段階をよく理解し，それぞれの段階にある当事者を支えることで，認知症がより悪化することを鈍化させ，先送りすることができる．

8．われわれに求められる配慮

　支持的な精神サポートを行うにあたって，われわれがもつべき当事者への支援の際の配慮にはどのようなものがあるか，まとめておきたい．

1）当事者の自尊感情・自負心
　現場で出会う認知症当事者への基本姿勢は，その人がもつプライドに対して，上からの目線ではなく対等の存在として敬意をはらい，尊厳を重んじる態度である．かつて「認知症＝なにもできなくなる人」というスティ

グマをつけられた結果,「なにもわからない人」と誤解され礼節を欠く言葉遣いや態度がみられたことがあった. 現在では,認知症の診断がついた途端, その人はなにもできない存在であると考えるような乱暴な解釈はさすがになくなりつつあるが, それでも臨床場面や介護の現場で当事者に対して不適切に対応する支援者や, 極端な幼児言葉を使うことで理解者であるかのように振る舞おうとする人々もいる. 自明のことであるが, 対等の存在として臨むことが求められる.

　では, ここでより深堀して, 自尊感情, 自負心に対するわれわれの解釈の仕方についても考えてみよう.「これは残存能力であるが, この人もわれわれと同じように能力をもっている人と認めることで, 彼らへの人権的配慮をしたことになる」といつの間にか考えていないだろうか. この背景には恐ろしいほどの「差別意識」が存在していることを, 自覚しているだろうか.

　私には, かつて認知症本人ネットワークの委員長として厚生労働省のキャンペーンの活動をしていたとき, こころの底で「本当は認知症になると能力が低下する」と思い,「それでも当事者に高い能力が残っている限り, 本人ネットワークに入って発言してもらう」という暗黙の了解の下,「本人ネットワーク」を行っていた猛烈な反省が残っている.

　その根底にあったのは「当事者の中には, 自己決定の能力が残っている人もいるが, その後, 当然のようにその力はなくなっていく. 委員会はその人に能力がある限り仲間とする」と考えた「思い上がり」であり, 自ら猛省すべき思い出である.

　その姿勢からみえてくるのは, やはり「認知症当事者はいずれ能力が低下する」という認識であった. 確かに, 認知症になるといずれ能力は低下していく. しかし,「いずれ能力が低下する人」と思って支援することと,「能力があってもなくてもその人を大切にして, その人と人生を共に歩む」と思いながら支援することは, 根本的に異なったサポートである.

　精神科医になった直後，私はおそらく前者の解釈をしていた．本人ネットワークにかかわるようになって，その考えが傲慢に満ちていたことを知った．今では明らかに後者の立場で当事者とともに代弁する立場をとっている．

　当事者とともにある姿勢は，精神科医として当たり前のはずだったが，その意識がなかった自分を恥ずかしく思うと同時に，この先の臨床においてその考え方を貫いていきたいと考えている．

　精神サポートでもっとも大切な理念がここにあるのだろう．彼らになにかを施しているような概念をもっているとしたら，それはとんでもない思い上がりである．今は「する側」にいるが，いつか「される側」になる．その意味で，当事者と対等な人生を送っている．だれかの支えになることができた私が，今度は認知症当事者になれば，次のだれかに支えてもらう．こうして人がつながっていく連鎖の中にわれわれは存在して，希望の襷（たすき）をつないでいくイメージを私は認知症医療から学ぶことができた．支える私といつか支えられる私に差はない．

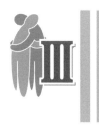

当事者のこころとの対話

1. 不安感「寄る辺なさ」や焦燥感

*

● 耳を傾けることの大切さ

　ずいぶん前の話だが，私に認知症事者への精神サポートの大切さを教えてくれた受診者，木島典江氏（81歳・女性）がいた．彼女はアルツハイマー型認知症との診断を市民病院で受けたが，その能力の高さから，継続して診察を受けた地域の診療所では「病気ではない」と拒絶された経緯をもっていた．ある医療機関で否定された診断名を，当院の診察をセカンドオピニオンとして受けることで彼女の意思確認をすることが目的かと思った私に，彼女は「先生，私はここに確定診断を求めてきたのではありません．これまでにかかった2つの医療機関が，いずれも診断名にこだわるばかりで，私の気持ちに寄り添ってくれなかったから，新聞記事でみたこの診療所を受診したのです」と思いがけない一言を発した．

　彼女が「もの忘れ」を何となく感じてその不安を口にしたとき，周囲の人は口をそろえて「あなたが認知症なら，私たちみんな認知症よ」と応じた．彼女のためにできる限り配慮し，傷つかないように気遣った結果，このような返事になったことは間違いない．

　しかし彼女が希求していたのは，周囲からの励ましではなく，不安やこころの内を聞いてくれる相手だったのである．つまり，たとえ答えはなく

とも，彼女の言葉に耳を傾けて聞いてくれる人の存在を，こころのどこかで求めていたのである．彼女は地域では有名な看護師であり，地域活動の中心人物として長年活躍してきた．それゆえ地域の誰一人として，彼女のつらさに向き合おうとはせず，軽くこなそうとしたのだろう．

相手のその逃げ腰の応対に彼女自身は気づいた．「だれもがあなたは大丈夫と言うけれど，私の身の置き所のない不安を聞いて，この『寄る辺なさ』を受け止めてくれる人がいなかった」と悩む彼女を通して，当時まだ若かった私は認知症当事者の孤独と寂しさを知ることとなった．

それから8年にわたり，彼女は大阪の最南部から診療所がある大阪市北東部まで通い続けた．当時，理解者が少なかったこともあり，漠然とした不安や身の置き所のない彼女の寄る辺なさを，精神科医として分け取りしたいと願ったことを今でもはっきりと覚えている．

＊

一部の当事者に出現しやすい焦燥感についても不安感と並行して出てくることが多いため，私は常にこのいずれかが当事者を苦しめていないか，注意しながら対応するようにしている．

1）本人の「不安からくる怒り」をどう扱うか

新型コロナウイルスの感染拡大が始まったために，一般医療機関だけではなく認知症も気軽に受診することがかなわなくなって半年ほどの間，これまでの臨床経験の中でもっとも受診に拒否的な人々が来院した．私が精神科医になった直後に担当した認知症当事者のようすと似ていた．

共通していたのは，当院受診について，事前に家族からまったく聞かされておらず，当日になって「もの忘れ診療所」に来たことがわかり，本人が極めて立腹したことであった．おそらく感染を恐れて受診を控えたい一方で，当事者が不安で混乱をきたし，受診せざるを得なくなったために起こったことだろう．現在ではこのような受診控えはなくなりつつあるが，それでも当事者の急激な不安感の高まりには簡単に対応できな

いことが多い.

　ある 80 代の女性は, 診療所に来た途端, 息子に対して「こんなところに親を連れてくるなんて, 親子の縁を切る!」と怒った. 別の受診者も「もの忘れ診療所に私が連れて来られた理由がわからない」と大声で怒りをぶつけてきた.

　何度か説得され,「仕方なく」であっても受診を受け入れて来院した人と, なにも知らなかった人とでは来院時の驚きのようすも異なる. 待合室で受診を待つ間に何となく「もの忘れ外来」の雰囲気を察知し,「私を病気扱いして!」と怒り出す気持ちになるのは当たり前である.

　たとえ, 少しばかり失敗が増えたと自分で感じていても, 家族が直前まで受診を内緒にして「もの忘れ外来」に連れてきたことがわかれば, 当事者は困惑だけでなく, その仕打ちに怒りを覚えてもおかしくはない.

　当事者の症状が悪くて急性期の BPSD (Behavioral and Psychological Symptoms of Dementia;認知症の行動・心理症状/たとえば, 物盗られ妄想や被害感)が強いほど,「私は何ともない」と主張する傾向がみられる. そのようなとき, かつての私は精神科医として妄想を軽減する向精神薬を, 家族の了解の下, 当事者の了解なしに処方していた. これは「隠し飲ませ」という方法で, 今では人権に配慮して行うことは決してない. しかも当事者が不安の塊になっているときには「こんな医者と向き合うとどこかに入院させられてしまう」といった被害的な気持ちをもつことがあるため, 現在, 外来では無理に診察を勧めることはなく, そのときにできる限りの診療をするようにしている.

　1 つ大事にしていることは, その人に残っている力をきちんと評価して「自尊心」を大切にすることである. 決して「当事者の機嫌をとっている」のではなく, 対等の関係で評価できるところをしっかりと認めて, 自尊感情や自負心を保つようにすることが, 病状の悪化を遅らせることにつながるからである. 認知症は決してなにもかもできなくなるのではなく, 周囲

の人が思っている以上にしっかりとした自尊感情や自負心をもつ人が多いため，「課題となることと，しっかりとできること」を当事者とともに話し合えるようになれば，その後の治療関係を良好に保てるのである．

2．うつ状態や「無気力」との関係

　現在ではだれもが知っている自明のことであるが，レビー小体型認知症に代表されるように，認知症が表面化する前に「うつ病」や「うつ状態」を経験し，その後，認知症の中核症状が前面に出てくる事例が少なくない．長年にわたって「うつ病」といわれていたにもかかわらず，その後，認知症の診断がついたことに怒り，訴えてくる初診受診者も多い．しかし「うつ病」があった人に認知症が出やすいことも事実である．また，その時々の状態像を「輪切り」にして診断する現在の診断基準から考えれば，「うつ病」の診断基準を満たしつつ，時間の経過を経た今の病態が認知症である人も少なくないはずである．

　一方，側頭葉のラクナ梗塞などが起因となり，「やる気が起こらない」といった無気力状態が表面化することも多い．うつ状態の場合には自責感情から「希死念慮」が出やすいのに対して，無気力症の場合にはなにを勧めても「面倒くさい」と応じない状態になるのが特徴である．うつ状態の場合には励ましの言葉は当事者を追い込むことになり，「なにもできない自分などいないほうがまし」といった短絡的な考えから自死企図（自死しようとすること）を呼び起こすこともあるため，うつ状態への激励は避けなければならない．

　以前よりもうつ病と自死との関係は深いことが知られているが，認知症でも自死は起こることを忘れてはならない．初期段階の認知症を自覚し，そのことで深く悩み，周囲に迷惑をかけることを潔しとしない人の場合，自死企図が認められる．私のこの30年間に，認知症当事者がうつ病

の診断基準を満たさなかったにもかかわらず，9例の自死を経験している．当事者が自らの認知症に気づき，「自分がいることで周囲に迷惑をかける」と思い込んだ結果，自死に及んでいた．そのような結果を招かないために，認知症当事者が「それでも生きていく理由」を共に探す姿勢がわれわれには求められている．

　一方，無気力状態の場合には，なにを誘っても「面倒だ」との理由で断られるが，その一言で諦めると，当事者はそのままなにもしなくなってしまう．それゆえ「うつ」ではないことを確認したうえで，少し強めに誘うといったサポートが求められる．パーソン・センタード・ケアは，ケアを受けている当事者側に立って本当にその人が望むケアかを確かめる当事者中心の考え方だが，発言内容が当事者のこころからの発言か，それとも認知症による症状のひとつで無気力になっているのかを把握し，今一度，当事者を誘う勇気が必要なこともある．

　自らの認知症が将来完治することがないとわかっていても，それでも人生を生きる価値があると思うには，当事者にとって「家族ほどではないが，家族に次ぐ理解者」の存在が必要である．そのような存在を「拡大家族ネットワーク」という．地域包括ケアに求められているのも，このような認知症当事者が孤立し，絶望しないように，そっと見守る「だれか」の存在である．

　当事者にとって，人生の「伴走者」こそ必要なのである．その伴走者は，特別な訓練を受けた心理の専門家や心療内科，精神科医でなくてもよい．普段からその人を支えている「かかりつけ医」や医療従事者のだれかが，その役割を担ってくれることが大切なのである．

　私の臨床経験では，認知症の診断を受け，病気と向き合う当事者が，常に不安や絶望の中ですごした事例と，周囲の理解を受けながら希望をもってすごした事例とでは，明らかに後者のほうが認知症（中核症状）の悪化が緩やかになった．

　安堵感をもって通院した200例と，安堵感なく通院した200例とを36か月にわたって経過観察して比較したところ，安堵感をもっている群はHDS-R（改訂長谷川式簡易知能評価スケール）の悪化が緩慢になった．経過には複雑ないくつもの要因が絡んでいるため単純比較はできないが，ここに認知症における精神サポート，あるいは「こころの平穏」の重要性があると感じられた．

　認知症は慢性の変性疾患として少しずつ悪化する．しかし，たとえ病気になっても，その人と人生を生きる存在を見いだすことができれば，認知症の悪化は緩慢にすることができると考えられる．その「最後の砦」としてわれわれに求められることは多い．当事者の哀しみや闘病の覚悟にこたえるのは，われわれに求められる最大の役割である．

3．不　　眠

　認知症当事者が不眠の訴えをすると，内科などの「かかりつけ医」から複数の睡眠導入剤が処方されて，長期にわたって服薬している例も多い．不眠にはいくつかのパターンがある．診療所で出会う不眠の場合，もっとも多いのが「寝ようとすると気になって眠れない」「明日のことを考えると『早く寝ないといけない』と思うけれど，そう思えば思うほど眠れなくなる」という入眠困難である．全体の3～4割の人がこれを訴える神経性不眠タイプで，いったん寝られれば問題ないが，寝つけないことを悩むことが多い．

　また，夜中に何度も目が覚める中途覚醒（途中覚醒）や，真夜中に目が覚めてその後は眠れない早朝覚醒（午前2時や3時に目がぱっちりと開いてしまう）は，うつ状態とともに起こりやすい．それ以外にも精神疾患の影響で不眠は現れやすく，幻覚や妄想状態が続くと，何日も眠れないような病的不眠となる．

　当事者と不眠について話しているとき，「別に眠れなくても構わないじゃないですか」などとうっかり発言しないよう，最大限，注意する必要がある．認知症でなくても禁句となるこの一言は，当事者にとっていかなる言葉よりも胸に突き刺さる．

　かつて私にそのことを教えてくれた人がいた．「先生，認知症と診断されてからの日々は毎日，1日ずつ命を削りながら生きているように感じるんです．もちろん，だれもが死に向かって同じように毎日をすごしながら人生を送るのでしょうが，この病気と知らされてから，私には『人生をしっかり生きていると感じる日』がとても少なくなりました．もう，たとえ1日でも無駄にできません．先生には次の日があるから今日ぐらい眠れない日があっても気にならないかもしれませんが，私にとってはいつも『今日が最後の日』と思うのです」と．

　そのような気持ちで日々を送っている当事者に対して，「明日があるから気にするな」とは，とても言えない．

　私も長年にわたりベンゾジアゼピン系の睡眠導入剤を当事者のために処方してきたが，同薬には依存性があることがわかり，できる限り使わないようにしている．現在では副作用が出ないタイプの新しい薬がいくつも出てきたため，害がない新薬を第一選択として使用するが，それらの新薬は癖にならない反面，人によっては効きにくい場合や，夢をたくさんみるようなこともあるため，従来のベンゾジアゼピン系を使わなければならないこともあるが，できる限り薬の種類を減らすように配慮している．

　当事者に精神サポートを中心としたかかわりをしているからといって，薬物療法を行わないのではなく，私は外来での精神サポートは薬物療法との連携で行うことが多い．それだけに，当事者が長年服用してきた薬があったとしても，こころの面で安心感を与える精神サポートがうまく合わされば，これまでの処方を軽くするために必要な安堵感を当事者に与えることができる．

　そのため，認知症が進み，服薬内容がよく理解できなくなったレベルの当事者よりも，初期で服薬内容が理解できるレベルの人のほうが，より変薬に敏感になっていることに注意をはらわなければならない．プラセボ効果もあれば過剰な不安が出やすいこともある．その両面を考慮に入れて，一般的な受診者に比べて服薬に敏感になる認知症当事者は多い．

　プロローグに登場した若年性アルツハイマー型認知症の女性，玉木氏は，ことさら私が処方する薬剤について，事細かに問い合わせをしてきた．薬剤の内容が変わることはもちろん，処方量の変化や服薬時間の変更など，自分の症状への関心が高いだけに，気になったのだろう．

　さらに彼女の前頭葉が萎縮して，自己安全感ともいうべき気持ちが不安定になるごとに，彼女は薬のことを気にした．しかも服薬自体が悪いことではないかという，懐疑的な観念が一時的に出現した．この点は精神疾患をもつ人の急性期に起こりやすい拒薬と似たような傾向があり，私はいつも彼女にこのような傾向が出ていないか注意をはらっていた．

　もっとも大切なことは，当事者の薬に対するイメージである．「薬がなければ絶対に眠れない」と信じ込んでいるような，思い込みが強すぎる場合もいけないが，薬に対する拒否感の固定観念も当事者のイメージを変えることで改善可能になる．

　固定的な観念をもう一度見直してみる認知療法や，体のリズムに合わせて睡眠を回復するような治療法も進んできた．当事者が賛同すれば睡眠外来での睡眠時脳波検査も可能である．睡眠に関して，私は認知症当事者にはより慎重に意見を聞きながら調整するように努めている．

４．他疾患の可能性もチェックして精神サポートの効果を高める

　当事者の血圧が50歳ごろまで動揺していたような場合，側頭葉の中

大脳動脈領域にできやすい微小脳梗塞の影響を検討することも大切である．血圧の動揺によって急激な上昇の後，急に低下する際，血流に渦ができて血栓ができやすくなり，毛細血管にラクナ梗塞を多発させているかもしれない．レム睡眠時行動異常が起こり睡眠に乱れが生じやすくなるのがレビー小体型認知症の特徴であるため，このポイントを忘れてはならない．私は，当事者と対話するときに疾患のポイントをわかりやすく説明し，当事者が納得したうえで相談するようにしている．

　認知症を対象に精神サポートを行う場合には，認知症の器質性変化が当事者にどういった精神面の影響を及ぼすのかについてもしっかりと把握する必要がある．こころを大切にするほど，脳の変化に対して「他疾患が絡んでいないか」と疑いの目を向けることは重要である．読者が医師ではない場合，これらのポイントに注意して，その人を担当する「かかりつけ医」に相談しながら支援することを忘れてはならない．

　詳細は後述するが，認知症の悪化と慢性生活習慣病との相関関係は高い．糖尿病の人がアルツハイマー型認知症になりやすいことは周知の事実だが，血糖値の急激な上昇は「易怒性」や「被害妄想」につながることも多い．高血圧症では血圧が上がったときに不眠，昼夜逆転につながるなど，身体疾患によって体調が悪化すると，それが精神状態に影響を与えることにも注意が必要である．そういった意味でも，症状の原因となる疾患の存在，身体状態の悪化などを考慮したうえで精神サポートも考えなければならない．

　こころを支えるからといって，身体面との関連がないわけではない．むしろ"こころ"と"からだ"の相関関係に留意しながらサポートすべきである．

5．幻覚・妄想・被害感

　今，ここでのことだけを忘れる，直近のことを忘れるといった症状で

は,「今,ここに置いた財布がない」「だれか持って行った?」といった軽度で了解可能な被害感が出るのに対して,認知症が進んでから出てくる被害感は精神障害の場合と同様に,了解しにくいものがある.たとえば,隣家から出てくる電磁波が当事者の家に被害をもたらしているといった類の,現実には根拠に乏しい被害感が出る場合には,認知症がある程度まで進行していると考えなければならない.

当事者に対話を受け入れる能力がある場合,精神サポートで気をつけるのは次に挙げる2点である.まず,当事者が妄想的なことを口にしたとき,われわれがそれを完全否定してしまうと,当事者-支援者の対象関係が崩れてしまうことである.せっかくのかかわりを,事実を認識することを優先して壊してしまうことには大きな問題点がある.

2つ目は,かといって当事者の訴えをまったくそのまま受容し,その話題を肯定することに終始すれば,当事者の病的体験は固定して,いわゆる妄想構築になってしまい,是正することがむずかしくなることである.そのため,私は誤認された事実であってもあえて間違いを指摘するのではなく,言われるままに肯定するのでもなく,否定も肯定もしない態度をとりつつ当事者との関係性が壊れないようにバランスをとっている.

たとえば「あなたにはそのように感じられるのですね」と,決してすぐさまその人の感覚を否定することなく話を展開させる一方で,「でも,私にはそういう感じはしないのですが」と,私の感覚を伝えるようにして面接を進めていく.

当然ながら,病的体験が激しい場合には精神サポートを行っていても薬物療法を積極的に実施している.その際,前述したようにレビー小体型認知症の場合には薬物への反応性が高いため,最初の処方量は本来の20～25%にとどめ,反応を観察して調整するようにしている.なお,薬物と精神サポートの関係については後述することとする.

6. 認知症当事者の自死

　ここでは，普段あまり語られることのない認知症当事者の絶望感から
自死（自殺）に至る可能性について考察し，精神サポートが自死企図
や自死を防ぐ可能性について考察したい.

　一般的に社会で使われる用語として，あるいは専門用語としても自ら
の命を絶つ行為は「自殺」と呼ばれるが，遺族にとって「殺」という文
字が負のイメージにつながるため，否定的なイメージにつながりやすい.
そのため，私はこれまでも残された家族が，大切な人を失った悲しみだ
けでなく,その死因として残る言葉に「殺」という文字が含まれることを,
人権的配慮から避けて，「自死」という表現を使ってきた. 当事者と家
族が「二度にわたって傷つかないこと」を大切に思うからである.

　1992年4月〜2012年までの20年間に「もの忘れ」が主訴による
受診者の中で，私との診察場面で自死をほのめかす発言をした場合と
自死企図を遂げた事例を集計した. データのうち, ICD-10（International
Statistical Classification of Diseases and Related Health Problems 10th
Revision；疾病及び関連保健問題の国際統計分類第10版）における
気分（感情）障害では，気分障害としての「うつ病」の定義には至ら
ない認知症当事者を対象として，自死もしくは自死企図との関連を考察
した.

　前述したように「うつ病」と自死との関係は深く,認知症に「うつ状態」
が重なった場合，その「うつ状態」が「大うつ病」の診断基準を満た
さない場合にも，やはり自死の可能性が高いことを改めて主張したい.

＊

● 他者の共感を得られない「つらさ」から
　アルツハイマー型認知症のために近医内科を受診してきた高松重行氏
（78歳・男性）は，HDS-Rが17点である. 内科医の前ではしっかりと

自分を保つことができるため,「かかりつけ医」は気づけず,これまでは
介護保険の手続きを重ねても要支援1の結果にしかならなかった.

　一方,家族は昼夜逆転が起こり始めた半年ほど前から介護に困り始
めていた.中核症状の「もの忘れ」だけでなく,昼夜逆転が起こるとせ
ん妄の軽度のような意識混濁が合併しやすく,夕刻から妻の心理的負
担感が増す生活が続いていたからである.

　当初,彼には病識が乏しく,「私はどこも悪いところがない」と言い
張っていたが,当院初診から半年ほどたったころに認識が変化してきた.
「このごろ,もの忘れがあって自信がなくなる」と訴え,自ら悩んでいた.
周囲の人は彼の訴えに対して「そんなことはない」「まだ,しっかりしてい
るから大丈夫」と励ましていた.彼から不安を訴える言葉をぶつけられる
と,無意識に重大事ではないかのように「元気づける」発言に終始する
しかなかった.しかしそのことが高松氏を追いつめ,「だれも相談に向き
合ってくれない」との悩みとなり,他者との交流は縮小していった.

　ある朝,妻が彼を起こそうと自室に入ってみると,人がいる気配がし
ない.ベッドサイドに駆け寄ったところ,ベッドの枠に手拭いをかけ,そこ
に首をかけて縊死している高松氏を発見した.全体重をかけて吊下るの
ではなく,座り込むような形で体重をかけて亡くなっていた.

　妻によると,前夜はいつになくていねいなあいさつをして床に就いたと
いう.主治医(内科)も「うつ状態」になっている可能性を心配して数
日前に精神科を受診したが,テストの結果ではうつ状態は否定されてい
た.妻はそのときのショックと彼の気持ちに寄り添うことができなかった自
身を嘆き,臥床した生活を送っている.

＊

　自死というと,当事者が自責的になり自死企図に至るうつ病の自死が
典型的だが,認知症関連でも不安や絶望感にとらわれた人が自死をす
る場合は少なくない.自らの将来に絶望して「この世にある自分が家族

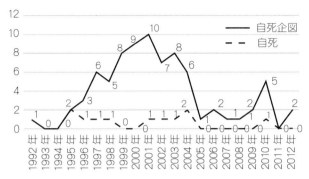

図3　自死企図（上段）と自死数の推移

や世間に迷惑をかけないように自らを処する」といった感情で自死企図に及ぶ例もある．その背景を考えると，病識がある人のほうがない人に比べると圧倒的に自死企図が多く，認知症が重度になってから自死する人よりも軽度の段階で将来への希望のなさから決断する当事者が多い．

　当院のカルテからみえる認知症の自死の特徴は「硬い自死」ではなく，事例提示で示したような「柔らかな自死」を選ぶことが少なくない．硬い自死の場合には高層ビルからの飛び降り，ホームから電車に飛び込むなど，企図を行えば自死遂行の可能性が高いものを指すが，認知症では身近なところ，たとえば部屋のドアノブに手拭いをかけて縊死するなど，普段から注意していなければ危険性を見逃してしまうこともあり，より注意が必要である．未遂に終わる可能性も高い「柔らかな自死」は，しかし，決して「やり遂げないから安心してもよい」とはならない．私が失った人の中でも，軽い気持ちでやったつもりが，勢い余って遂行してしまったと考えざるを得ないような例があった．

　これまでの臨床経験から，手もとにあるカルテに記載された認知症当事者の自死企図と自死の関係をみた（図3）．

　図3からは，介護保険が始まった2000年に向け，「これまでの措置

による福祉とは異なり，介護保険で民間の事業所などが参入すれば，認知症の当事者はこれまでのようには手厚くケアしてもらえない」といった誤解による社会不安が出た時期に自死企図が増えたことがうかがえる．実際に成し遂げた人は少数だったが，その後，2008年のリーマンショックのあと2010年にかけて不況の嵐が吹き荒れると，その影響が家族全体に及んだためか，かなりの数の人がふたたび自死企図に及んでいる．

社会制度や経済的事情も認知症当事者を大きく揺さぶる．それはすなわち，認知症をはじめとする多くの病気が，単に医療だけでなくその人や家族の生活にも目を注ぎながら支援されなければならない現実を物語っているに他ならない．

コロナ禍の今日，多くの人が雇い止めなどの影響で経済的に困窮し，すでに自死者の数が増え始めている．認知症当事者の場合にも，コロナ禍の状況がわかればわかるほど，自ら命を断とうとする傾向が出始めた．周囲や家族に迷惑をかけたくないという思いからの行為だが，今後，その傾向はより強くなっていくものと考えられ，注意が必要である．

1）自死企図者への精神サポート

認知症を自覚している人が，言動に自信をなくし診察を受けに来院する場合，もっとも注意すべき点は，絶望感や閉塞感をもっているか否かを見極めることである．認知症という完治不能な疾患を自ら心配して来院するのだから，不安もなく受診する人などいない．しかしその不安定な状態でも，先に希望が垣間みえる人と，完全に絶望感にとらわれている人とでは大きな違いがある．

もちろん，誰一人として自ら望んで死を選択するわけではない．先の希望がみえないことに対して，自分の人生に決別するような形で自死する人も多い．

初期から病識がある人が来院した場合，「家族には内緒にしてほしい」と言われることがある．「家族には認知症と知られたくない．病弱の妻の

表1　自死「3つ」のパターンと寄り添い

パターン	寄り添い
周囲になにも伝えずに自死	共感と気づき
当事者から「投げやりな言葉」	寛容さ
悲鳴に似た叫び「見捨てないでほしい」	伴走する

負担になるのはつらい．子どもに知られると学業をやめて経済面の援助をしようとするから迷惑をかけたくない」と，私との1対1の面接しか受け入れない認知症の男性が受診していたこともある．このような場合には，どうしても必要になったときには家族へ連絡をとることを納得してもらいながら，当事者と私との共同作業が続く．その人が絶望感にとらわれて死を選ぶことにならないよう話し合いを続けていく．

　私は「もう死にたい」と診察で告げられたとき，その人に寄り添うために，3パターンに分けて当事者からのメッセージを聞いている（表1）．

　はじめに，絶望から周囲の支援者や家族になにも伝えずに自死してしまう場合である．これを防ぐときもっとも大切なことは，われわれが共感的につらさを分け取りできるように「気づく」ことである．その結果，共感的なアプローチをすることができれば治療は継続できる．気づかずにいるうちに認知症当事者が消えるように自死してしまうことを防ぐには，次の面接につなぐ言葉が必要である．それは「私は次もまたあなたと話し合いたいので，次回の面接を決めましょう」といった言葉がけになる．差し迫った危険に気づかない治療者にならないために，伴走者であるわれわれは積極的に当事者とコンタクトをとろうとする努力が必要である．

　次のパターンでは，当事者から発せられる投げやりな発言が特徴的である．「こんなことなら死んだほうがましだ」という発言からは，拒絶ではなく必死に支援を求めている認知症当事者の本音がみえる．投げやり

な言葉とは裏腹に,「絶望にもかかわらず生きてみよう」と思えるきっかけを精神サポートに求めている. それにこたえるには, 彼らから投げられた言葉が「絶望ではない」ことにわれわれが気づき, 寄り添い続けることだろう. 当初は拒絶にみえても, こころの中では寄り添ってくれることを切に希求している発言を見逃さないこと. そのためには, 投げかけられた言葉を額面どおりに受け止めて拒絶するのではなく, 拒絶したかにみえるその言葉の中に救いを求める響きがあることを見逃さない「寛容さ」が必要である. その力を得るには, われわれが自らの逆転移(われわれが当事者にもつ感情)を正確に認識し続けることが求められる.

　最後のパターンは, 当事者からの悲鳴に似た懇願である. 「救ってくれなくとも, せめて見捨てずにいてくれるか」と, われわれに問いかけてくるとき, 逃げずに認知症当事者を支え, 傍らを伴走し続けることができるか, その覚悟がわれわれには求められている. そこには支援する側とされる側といった対象関係よりも, 同じ瞬間を生きる人同士として「同盟」にも似た関係性があり, 支援に携わる人に等しく求められる姿勢である.

　認知症は器質性疾患として精神科領域の他疾患とは異なり, 安定した経過をもってもなお, 加齢も手伝って悪化することを免れない宿命をもっている. それならわれわれ「支援する側に立つ」人も避け難い事実と向き合うことになる. なにか具体的なことができないとしても, 見捨てることなく傍に寄り添い続けることが当事者へのエンパワメントとなり, 孤立や絶望からその人の苦悩を軽減しうる一助となる.

　無意識のうちに避けては通れない「老い」を直面化せざるを得ない支援ゆえに課題も山積だが,「それでも明日, また生きていこう」と認知症当事者が希望の灯りを見つけられるように日々の臨床は続けられる.

2)コロナ禍は当事者の自死発言に影響を与えたか

　このコロナ禍での閉塞感は, この時代を共に生きた人にとって忘れ難い記憶になるだろう. 一般社会においても, 会社の倒産や雇い止めのた

めに仕事を失ったような場合以外にも，何とも形容し難い社会の閉塞感から自死のニュースが世間を駆け巡ったのがこの年だったからである．一般社会での影響の大きさを考えると，認知症当事者が維持してきた「何とかやってみよう」との前向きな思いを打ち砕くほどの影響が出たとしても，まったく不思議ではない．

2020年2〜8月末に，外来で私が告げられた認知症当事者（うつ病の合併はない）からの希死念慮について言及したい．あくまでも当事者が希死念慮を口にした場合をカルテからカウントしたものだが，コロナ禍の6か月で201人から388回の発言があった．2008年のリーマンショック時，2011年の東日本大震災時の訴えなど，前述したように，国全体が経済的危機に陥った場合や国難とも呼ぶべき危機に瀕した場合には，当事者から自死をうかがわせる発言が認められた．

これらの発言は希死念慮がある自己否定ではなく，ほぼすべての例が「このようなたいへんな事態に私が周囲に迷惑をかけられない」といった社会的意識からの発言であったことは特筆に値する．

多くの発言が認知症軽度の当事者からのもので，本書全体を貫いているイメージのとおり，中等度から重度になった当事者には，こういったメッセージを発する能力が欠乏する．しかし，軽度から中等度までの場合，多くの人が「他者に迷惑をかけられない」と社会性を示す能力があったことは確かである．

認知症になるとBPSDにとらわれて適切な判断ができなくなると一般には思われがちだが，こうした危機的状況を迎えると，むしろ認知症のために脳機能の一部がうまく働かず，コミュニケーションができないほど，社会への負担を気にする人がいることも確かである．

＊

● 家族に迷惑をかけたくない
血管性認知症の高島美千代氏（78歳・女性）は，新型コロナウイ

ルスのニュースが頻回にテレビで映り始めた 2020 年 4 月初め，HDS-R の点数が 12 点で，衣服の着脱もむずかしくなりつつあった．彼女は夫との 2 人暮らしだったが，夫は日ごろの介護疲れのためか，数日前から発熱して自宅で臥せていた．幸い，夫も彼女も新型コロナウイルスに感染はしていなかったが，夫の内科主治医は念のために入院を勧め，彼女はショートステイの入所手続きをとるために受診してきたときのことである．

　「ご主人は新型コロナウイルスではなかったし，奥さんも安心してすごしてください」と言った私に対して，彼女はしっかりとした口調で「これ以上，迷惑をかけたくない．もう死にたい」と発言したのである．

　常日頃から精神療法的アプローチを心がけているつもりであっても，このような突然の発言に驚く．前述したように，その発言に驚いて「いやいや，高島さんなら大丈夫です」と根拠のない否定や打ち消し，元気づけるつもりで「問題ない」と一蹴することは，彼女がこころの内をしっかりと開示しようとする気持ちを抑え込んでしまうため，そのような発言は控えなければならない．

　彼女の言葉をしばらく聞いていると，表現は拙くなっていったが，それでも夫に感謝していること，それだけに夫も入院してたいへんな時期に，自分が存在することで，より大きな迷惑を夫や子どもたちにかけるのではないかという不安と社会性がしっかりと備わっていることがわかった．

　そこで私は，「高島さんが『死にたい』と言うのは，みんなに迷惑をかけたくないからなんですね」と確認すると，彼女は少し困った表情の笑顔をみせながら，「はい．なにか私にできることがあるのでしょうか」と聞いてきた．そして，「高島さんが死んでしまうと，これまで支えてくれたご主人が悲しむでしょうね」と言うと，「夫をつらい目に合わせたくない」と返答があった．

　今，ここでの適切な判断ができなくなっていても，こころに秘めた思いを精一杯の言葉で表現しようとした彼女を言葉の世界で支えるためにも，

このような対話からみえてくる当事者のこころの底にある気持ちを汲み取るように支援していくことが重要である.

＊

7. 若年性認知症への精神サポート

認知症が世間で認識され始めた 20 年ほど前には「認知症といえば高齢者がなるもの」というイメージが支配的で，認知症高齢者と呼ばれることが多かった．それは，「若年性の認知症」という概念が乏しかったからである．読者もご存じのように「高齢者」とは 65 歳以上の人を指す．古い概念なので，最近ではもっと高齢になった人を高齢者と呼ぼうとする動きなどがあるが，現在のところは 65 歳をもって高齢者となるため，若年性認知症は 65 歳になる前に発症した人を指す.

この領域こそ，私がもっとも精神サポートの効果が期待できると考えている．なぜなら，高齢者になって発症した認知症当事者は，まだまだ自己発現能力もある一方で，こころに不安ももっているためである.

1）若年性認知症の病像

仕事を引退した高齢者に「もの忘れ」が始まれば，多くの家族は認知症を疑うだろう．しかしこういった風景とはまったく異なるシーンが若年性認知症では生じる．当事者は現役で仕事をしている場合が多く，当初は「怠けている」「やる気がなくなった」と周囲から思われることがある.

また，現役世代の「うつ病」も最近では増えていて要注意である．「うつ病」ではものを考える脳の働きがゆっくりになることで，問われた質問に対する返事に時間がかかることが多い．しかし，認知症と違って時間はかかるものの答えは出てくる．そのため，「認知症のようにみえて実は別の疾患」との意味で，仮性認知症といわれるほどである．うつ病の場合には，考えるスピードが遅くなるため思考遅延や思考制止という．しか

し，うつ病が治ると考えるスピードは元に戻る．

　これに対して，若年性認知症の場合にはうつ状態，うつ病にみえて何年かうつ病の治療を続け，その後，認知症が表面に出てくることがある．若年性認知症だったのに，何年もうつ病として通院していたのは誤診だと前医を批判する人がいるが，うつ状態から何年か後に認知症になる人は多い．前述したが，レビー小体型認知症などは認知症の中核症状が出る前に7〜8割の人が「うつ状態」を表すのが特徴であり，私の臨床では，もの忘れ，気分の沈み（うつ），不安症などがあれば，時間の経過によって状態像がどのように変化するか，見定めるようにしている．

2）高齢の認知症当事者との違い

　家庭や職場でみられる以前とは異なる仕草から，家族，同僚や上司などが気づき，医療機関への受診につながることも多い．もっとも注意しなければならないのは，最初に認知症とは別の病気と間違われやすいことである．当院の初診者の場合でも，年齢が若いために認知症と思われなかった人もいた．

　次に注意しなければならないことは，認知症と診断されたことで，これまでのその人の社会的ポジションを失うことや，なによりも収入の道が絶たれることなど経済的な面の影響もあり，支援が必要になることが多いことである．今回のコロナ禍でもっとも表面化したのがこの点である．2020年2月から約1年の間に若年性認知症の診断を受けたため，経済的に苦しくなった会社から転職，離職を迫られた人が当院受診者（約1,260人）の中に4人いた．その1人ひとりの問題にとどまらず，彼らが「子育て」世代であることや，親の介護をしている世代が認知症になることも多く，本人だけではなく社会的存在としてのその人の立場と，家族への眼差しを忘れないようにしたい．

　若年性認知症の特徴のひとつとして，ほかの年代に比べて血管性認知症が多いことも精神サポートの可能性を広げている．当院における若

年性認知症受診者のカルテを集計した結果，全体の 40%が血管性認知症であり，記憶や判断力の低下に比べて自己の内面を語ることができる人が多かった.

＊

● 「詐病」と言われ苦悩

　確定診断がでる前に，ほかの医療機関や職場で，（若年性認知症ではなく）詐病（怠けている，仮病）と思われていた人もいた. 欠勤を繰り返し，産業医の検診を受けてもとくに異常値が出ることはない. そのような場合に誤解され，上司から「怠け者」という烙印を押されていた，柳本正氏（47 歳・男性／前頭側頭葉変性症）の妻から，10 年ほど前に相談を受けたことがあった.

　当時は今のように理解が広がっておらず，大学病院の協力を得て確定診断がつくと，前頭側頭型の若年性認知症であることがわかった. この型の認知症では「わが道を行く」といった行動上の特徴的な変化が起こることがよく知られているが，当時はその概念が確立していなかった. そのため，彼に対して「職場の規則を守らず，欠勤が多い」との評価が下されていた.

　その後，正確な診断結果を聞き，怠慢ではなく病気のために規則が守れなくなっていたことを聞いた妻と子どもは涙を流した. 疾患がわかったこともさることながら，本人の「詐病」という評価が覆り，名誉が回復されたことへの涙であった.

＊

　このような若年性認知症の当事者をすべて会社が受け止めなければならなくなると，会社の負担も過大になる. 私が職場のメンタルヘルスを担当した企業でも多くの当事者が出たために，会社の業績が悪化したところもあったほどである. ゆえに，労使双方が負担を軽減できるような社会的援助の制度が整備されなくてはならない.

3）われわれは代弁者

　もっとも大切なことは，若年性認知症とはなにか，どういった症状が出るかという情報をわれわれがもち，職場や地域で理解することである．しかし，若年性認知症の場合には理解するだけではことが進まない．われわれ1人ひとりに若年性認知症の当事者の代弁者になる覚悟が求められる．もっとも顕著な例が，若年性認知症の前頭側頭型の人の「万引き」と誤解されてしまう行動である．

　社会のルールがわからなくなり，店内で目についたものを何でも無意識にポケットに入れてしまう行為などがある．本人に悪気などはもちろんないが，周囲からみると「万引き」と思われるだろう．われわれがその病気の特徴を理解できていれば，その人に代わって事態を説明し，本人や家族の人権を守ることができる．若年性認知症には高齢者の場合と比べて血管性認知症が多い．それはすなわち，生活習慣病による血管の病的変化を防ぐことで血管性の若年性認知症は防げることを意味している．職場の検診を疎かにせず，身体全体の老化を先送りにして健康年齢を保ち，病気を全般的に予防する生活を心がけることが大切である．

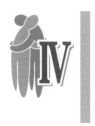

外来における精神サポート

　認知症に対する精神サポートの具体的な姿とは，どのようなものだろうか．私がかつて大学病院の医局に残り，研修と臨床を始めたとき，すでに精神療法の世界は「過去の古典的な治療法」というレッテルを張られそうになっていた．当時，どこかの達人のような療法家が，だれも成し遂げられなかった療法を見事に駆使して，その治療家の人生で「何と10人もの」人々を加療した，という特別な治療関係の世界はすでに過去のもので，一握りの特殊な能力をもった精神療法家でなくとも，ある一定の訓練を受けた治療者ならほぼ同じような精神サポートができることを目指して，私は標準化した精神サポートである心理教育に期待を込めた．

　私の精神療法での根本理念は，精神分析に始まり家族療法（心理教育的アプローチ）を経て，現在のような外来での認知症への支持的な小精神療法（精神サポート）が主流を占めるようになった．

　圧倒的な準備と治療者側の研鑽が求められる精神分析の世界では，当事者がこれまでに得ることがなかった「気づき」をもつことで，その人がおかれた状況を劇的に変えることができた．無意識の行為，自らの傾向に気づくことができた人は，その後の気持ちや行動を少しずつ変えることができたが，その対象となる人は限られていた．子どもやこれから人生を展開していく人々に対して，大切な「ものの見方」を気づかせてくれる精神分析的精神療法には大きな力を感じた．

　認知症当事者に対する精神サポートは,「ゆっくりと少しずつ悪化していく自分との向き合い」に対する見守りとサポートの視点が大切である. 私の診療でも, 来る日も来る日も受け続けなければならない当事者のこころの傷に対し,「それでよい」と支え続けることが求められている.

　家族療法の世界でも, これまで気づかなかった家族間力動に新たな気づきが導かれることによって, これまで意識することなく展開してきた家族内の力動が変化していくことがわかった. 劇的な展開がなくとも, 家族療法としての心理教育は適切な情報提供, 共感的理解が進むことで, 当事者や家族の対処能力が変化し, 結果的には疾患の理解が進んでいくことで, 当事者は病気とともにありながら, サバイバーとしての能力を向上していくことができる.

　私も長年にわたって外来で心理教育アプローチを駆使し, 当事者や家族が「生き残っていけるように」心理教育的な精神サポートを行ってきた.

　しかし本稿の対象は, あくまでも非専門医である医師や看護師, コメディカル, 福祉・介護の担い手が, 日々の現場で行うことができる精神サポートである. この場合に大切なのは, 少しずつ悪化していく当事者が, 自らの絶望感や自暴自棄になりそうな気持ちを, 一方で受け止めながら共に人生をすごしていく立場の「支援者」に求められるサポートである.

　劇的な変化や改善につながらなくても, その支援者を求め, その人に相談や助言を求めてくる認知症当事者の気持ちを受け止めて, 一貫して「1人ではない」とのメッセージを投げかけることが必要である.

1. 一般外来における（心理教育以外の）精神サポート面接

　ここで私の外来診療の場面を記してみよう. 診療場面でなくとも相談を受ける場合や, 日々の訪問で求められる面接の展開と同様に考えて

読み進めていただきたい.

1）初診の面接

　日々の外来診療の範囲で精神サポートをしようとする場合にもっとも大切なものは，初回面接で当事者と治療者との間にできる関係性である.診療場面に限定したことではなく，人の援助に携わるすべての人にとって大切な「瞬間」があるとすれば，それは間違いなく初回面接，出会いのときである.

　私の外来では家族合同面接ができるように，大きなソファーを設置しているため，一般的な「外来診察室」の印象とはかなり異なる.当然のことだと思うが，初めて出会う相手に対して警戒心がないはずはない.しかも当院への受診は，当事者にとって自ら望んでのことではないかもしれない.病感や病識が確立していなくても，これまで家族の希望によっていくつもの医療機関を受診し，そのたびに大きな装置での検査を受けたかもしれない.それゆえ，当院ではできる限り初回面接において多くの検査を行うことは避け，当事者との信頼感がある程度できるのを待ってから検査を実施するようにしている.

　次に大切なことは，当事者に直接話しかけることである.診療時間に制約がある外来診療では，多くの医療機関が急ぎ足で診療する.ときには大病院の初診で当事者の顔に目を向けずに，同伴した家族とだけ話をして，あとは電子カルテを書くためにコンピュータ画面を見続けることがあるが，これは2回目以降の面接や，その後に信頼を築くチャンスを医療側からわざわざ拒絶しているようなものであり，できる限り避けなければならない.

　また，神経心理学的検査，たとえば日常的に行われている検査としてHDS-R（改訂長谷川式簡易知能評価スケール）やMMSE（Mini-Mental State Examination）といったものを，毎回行うことにも疑問がある.多くの受診者が紹介されてきたとき，「前の医療機関では受診のたびに検査

をされて嫌だった」という感想を述べる．もちろん，これらの検査は大切だが，当事者との合意に基づいて適宜行うことで，当事者の自負心を傷つけないように配慮することが求められる．

　画像検査も同様である．われわれから一方的に所見を伝えるだけではなく，当事者とできる限り1枚の画像を通じて対話することに私は努めている．私は画像を説明する場合，あえて当事者自身と，目の前にしている画像を切り離すようにして説明することが多い．「あなたの前頭葉が縮んでいます」という説明ではなく，「この部分が前頭葉ですが，少し黒くみえる部分が多いと感じませんか．これが脳と頭蓋骨の間の隙間です」という説明になる．当事者は目の前に起きている事象について，自身のことではあるが，より客観的にみることができ，私とともに画像を「外在化」できると考えている．

　すなわち，自身に起きた訳のわからない恐怖の変化ではなく，客観的に画像を理解することにより，自らの不安を紐解いていけるように説明することを目指している．

　最後に，もっとも大切だと考えているのは，診察室に入る前に抱えていた大きな不安や警戒心が，しっかりと説明を聞いたにもかかわらず，何らかの希望をもって診察室を退室できるか，それとも説明を聞いて暗澹たる気持ちになって退室するか，それが次の診療に，ひいては当事者と私との長いつき合いにつながるのか，意識しながら退室のプロセスを考えることである．

＊

● 希望につながる初回面接

　血管性認知症のために内科から紹介されてきた益岡進一氏（76歳・男性）との初回面接では，これまでに内科かかりつけ医と向き合ってきた高血圧症の話が大きな話題になった．目の前に出した頭部MRIの画像に，明らかにアテローム梗塞とわかる両側側頭葉，中大脳動脈域の

脳梗塞がみられたからである.

　この画像を説明するとき，私から「左右共にみられる黒い部分がある
でしょう．これは割と大きな脳梗塞が起きた跡だと思います．その周りに
みえるぼんやりと黒い部分もラクナ梗塞といって細かな髪の毛のように細
い血管，毛細血管がいつの間にか詰まったために，知らず知らずのうち
に型が残った脳梗塞だと思います．無症候性といってほとんど日々の生
活では症状がなかったかもしれません．でも，血圧が上がったり下がった
りして血流に渦ができると，小さな血栓ができ，それが細い血管が走っ
ている両側の側頭に詰まりやすくなります．その結果，近い記憶を忘れ
やすい，なにかをするときに『面倒くさい』と感じるような症状を出す人
がいます」と説明した.

　すると益岡氏は，「そうだったんですか，自分でも内科の先生が指摘
する血圧の高さは，いつも高いわけではなく，家で安静にしていると低く，
なにかがあると急激に上がるので不思議に思っていました．それ，動揺
性血圧というのですか．それが原因で毛細血管が詰まって，今ここでの
記憶を忘れ，イライラや面倒くさくなる傾向が出ていたんですね」と自ら
の症状を外在化して語るようになった.

　これにより，当事者である益岡氏と私は画像を共に吟味する仲間とな
り，もともと好奇心が強い彼は，当院を受診するたびに自らの症状と脳
に起きている病態との関係について話すようになった.

　私がこの点について質問すると，益岡氏は「だって，これまで医者に
行くと変化したところを責められている気がしていたけれど，ここに来て先
生と自分の脳の変化をいっしょに考えられるようになって，何だか『それ
なら次はこうしてやろう，次にはこの課題をやっつけよう』と面白くなって
きたからね」と語った.

＊

　認知症の神経病理学的変化が現状では根治できないとしても，精神

サポートの視点を外来に導入することで，当事者が自らの病態と向き合い，挑戦する肯定的な一面をみせる人もいる．

　初回面接が終わり，当事者が診察室から退室するときに，私がもっとも大切にしている言葉がある．それは，当事者が発言してくれる「先生，また次にも来るわ．いっしょに病気のこと考えてほしい」である．完治せずとも希望につながる初回面接こそ，精神サポートがもつ大きな力につながる第一歩である．

2）2回目の面接

　面接が2回目になると，当事者は私の治療者・相談者としてのタイプを把握して来院する．「あの先生はこんなタイプ」という初回面接での印象は，2回目以降の来院動機を大きく左右する．

　2回目の外来に来院したということは，少なくとも初回の診療・面接で「二度と顔をみたくない」という印象にはならなかったのだろう．すなわち再診以降の面接は，初回面接が終わって帰宅した当事者が，初診の緊張から解放され，処方もある程度決めて自宅に戻った後，何日かの経過の中でそのときのイメージを熟成させた結果，「受診しない」という否定的なイメージより肯定的なイメージが勝ったことを意味している．

　2回目の来院で大切なことは，過剰な期待に対する限界設定を行うことである．初回の印象が次の来院までに過剰な期待に変わることは多い．認知症だけでなくパーソナリティ障害の当事者にありがちな，「あなたこそ最高の医師です！」といった過剰なまでの期待になることがある．その場合も反動としての「一瞬にして起きる過剰な価値の切り下げ」で当事者との関係が破綻することを防ぐのと同じように，認知症当事者の場合にも「できること，できないこと」を限界設定することが2回目以降の面接で大事である．

　肯定的なイメージをもってもらえることは，治療者側としてこのうえなく嬉しい．治療者としての「我」が自己愛を満たすからである．

しかし，ここで治療者として限界設定を行うことで，3回目以降の当事者との正しいバランスのとれた関係が形づくられるのである．

3）3回目以降の面接

3回目以降では，これまでの経過で認知症ゆえにできなくなったことへの当事者の嘆きや哀しみに目を向けると同時に，「それでも自分にできること」を必須のテーマとして精神サポートを続けていく．私の場合には「できなくなったこと」をテーマにした対話が30％，「それでもできることを探す試み」といった趣の対話が70％程度になることを目安にしている．

毎回の面接終了時には，"次の出会いまで心がけること"について話し合い，次回，必ず待っているというメッセージを添えて面接を終了する．

認知症当事者の自死のところでもふれたように，「うつ」のような状態がなくとも，不思議なほどていねいな別れを告げて去った後，次の日にその人が自死をしていたところを発見されたという経験を私はもっている．

一種の人生への「決別」のようなことを行うのだと解釈している．それは私に対しての決別というよりも，当事者が自らの人生そのものに対して，きっぱりと決別するときの「決意表明」のような形で，目の前にいる私に対してていねいな別れを告げてくるような印象である．

それゆえ私は，そのような当事者をこちら側に引き戻すため，毎回，別れ際には「また，次回，お会いできますね，待っています」と告げて面接を終える．次に会うまで，当事者の人生を来たる面接につなぎたいとの気持ちを込めて伝えるのである．

4）面接をいつまで継続するか

多くの当事者は月に1回の通院で認知症と向き合うことを選択するが，中には2週間に1回程度，私との面接を希望する人もいる．精神的に安定していて不安がない人ならば月に1回で十分だが，不安や孤立感がある場合には月に2回の面接を勧めている．

精神サポートの中でもブリーフセラピーのように，最初からある程度，

先の面接の回数を決めて行うものもあるが，認知症当事者への支持的な精神サポートにおいては，回数を設定することが困難である．認知行動療法のように，これもある程度の予定を考えていくプロセスをもつが，認知症へのアプローチはこれらとは少し趣を異にする．

　人生を共にすごすと表現したほうがよいだろうか．少しずつ悪化していく自らの状態像に合わせて，日々，当事者が悩み，それをこちら側に投げかけてくる．答えはなくとも，その中から肯定的に解釈できる部分を見つけ，当事者をエンパワーしていくプロセスの繰り返しである．

＊

● 自分でできる精一杯を求めて

　私にとってもっとも長期にわたる精神サポートは 70 歳で診断が下りた，松村利代氏（女性）との出会いであった．気分の沈みから診療所を受診した彼女は，その後，96 歳の前半に入院して足腰が弱るまで 26 年間にわたって私の診療所を訪れてくれた．この 26 年は私が支えたのではない．私のところに「行ってやらなければならない」と感じた彼女が，自らの足腰に鞭打ちながら，通い続けてくれたのである．彼女はいつも「私はこれからも成長していきたい」と言っていた．常に自分の現状では飽き足らず，より上を目指したいと願った彼女は，決して能力としての上を目指したのではなく，人として，今を生きる自分として，できる限りの人生を送りたいと願っていた．彼女の人生を「長く認知症を患って，気の毒な人生だった」ととらえるか，それとも「長い罹患期間ではあったが，常に自分にできる精一杯のことを求めて生きた素晴らしい人生だった」ととらえるかは，それぞれの考えがあるだろう．私の意見はもちろん後者である．

　彼女を診察し続け，その生きざまにエンパワーされたのは，だれよりもまず私だったことを宣言したい．これから後も，微力ながらだれかのために精神サポートを続けていくなら，その原動力となったのは松村氏との出会いであり，彼女が精一杯生きた努力のおかげである．

＊

● こころの安定を求めて

　杉山正道氏（男性）は血管性認知症の前に脳血管性うつ病を発症していたが，75 歳のときに妻を見送った後，ほぼ 20 年にわたって私の診療所に通院を続けている．彼の場合も，当初は「高齢になって生きる意味」を模索していたが，認知症を発症してからは，むしろ悪化しないように心がける日々の生活について私に相談するためや，定期的にこころを整えるために通院を続けている．彼は現在，95 歳になる．

＊

● 喪失した自信と向き合うために

　現在，もっとも定期的に私の元を訪れるのは，この春 80 歳になったばかりの古郡信子氏（女性）である．彼女は昨年の終わりごろに「短時間での記憶を忘れること」を主訴にして来院した．HDS-R は 19 点，MMSE は 18 点であった．しかし能力が高く，これまで「到底，実際の年齢にはみえない」と人々が口をそろえて驚嘆するほどの記憶力が，数か月のうちに低下したことを悩んで来院した．

　彼女の義理の姉は，私が 10 年弱担当したアルツハイマー型認知症の当事者だった．在宅ケアを行う娘とともに私の診療を受けていたが，その娘（古郡氏の姪）がなに気なく「おばちゃん，最近のもの忘れは激しい．うちの母と似ている」と発したひと言で，古郡氏の自信が吹き飛び，元は気丈で能力が高かったことが逆に災いして，急激に自信を失うとともに，心気的な状態に陥ってしまった．

　外に向かうエネルギーが大きいほど，いったん，その力が自身内面の不都合に向かったときには，多大な負のエネルギーとなる．そのため，現在，古郡氏は私と定期的に面接を重ねながら，喪失した自信と向き合っている．彼女のような場合には，もの忘れのことを自身で気づく能力があり，しかもその記憶のうちでも近時記憶のみを忘れてしまうため，

当事者にとってかなりの苦痛となる.

　「また忘れてしまった」「いつも手帳にメモするけれど，その手帳が真っ黒になるほど書かないと忘れる」といった喪失体験を訴えてくるのである.

　そのような面接では，しっかりと当事者の嘆きを受け止めながら，その一方で，まだしっかりとできていることを客観的に示しながら，彼女にとって「気休め」ではなく，事実をしっかりと受け止めつつ，「それでもできること」をテーマにして対話が進んでいく.

＊

　これらのような長期にわたるアプローチを，治療と呼ばない人もいるだろう. しかし認知症への精神サポートは簡単に終結することはない. また，このような「生きることとの対話」のようなものであればこそ, 当事者にとってこころを許せる相手との共同作業であることが大切である. 伴走者という視点は精神サポートの舞台でも大切である.

2. 心理教育による精神サポート

　今回のコロナ禍で，新型コロナウイルスに対するさまざまな意見が溢れることで，私たちはずいぶんと振り回された. 情報が少なくても不安を煽るが，今回のウイルスの報道やテレビにおけるコメントのように，日々，目まぐるしく変わることからも, 私たちのこころは乱れる. 心理教育は「本当に信じることができ，安心できる情報を適切に提供すること」で効力を発揮していくのである.

　前項で述べた個人面接における精神サポートと並んで，これまでに私が行ってきた心理教育的アプローチを中心に，認知症当事者への精神サポートのかかわりの有効性について論じてみたい. 私は現在，集団へのアプローチの心理教育よりも個人を対象とした「疾病の情報提供」と呼ぶような心理教育を積極的に行っている. これは，個人面接の基本に

加えて，段階を踏みながら認知症の情報を提供していくものである.

　しかし，心理教育アプローチはこれまで主に家族への心理教育や，認知症当事者のBPSD（Behavioral and Psychological Symptoms of Dementia；認知症の行動・心理症状）を家族支援によっていかに減ずることができるかを中心に語られてきたため，認知症当事者に積極的な個人療法として心理教育を行うことが認知症の悪化を緩和できるという観点から語られることが少なかった. そして，これまで圧倒的に心理教育＝家族支援という筋書きで語られることが多かった.

　私のこれまでの著作でもそういった論旨のものが主になっているが，本書では当事者個人への働きかけの例外として，家族への心理教育が当事者のBPSDの発生回数を減ずることができた実例を記したのち，当事者のみを対象とした心理教育の効果についても紹介することとする.

　認知症の療法として，第一選択されるべきは非薬物療法である. 心理教育は，適切な情報提供と介護者の共感による支えを基本とする精神療法（心理療法）のひとつで，認知症のBPSDなどの諸症状を軽減することができるため非薬物療法として期待でき，認知症の中核症状を直接改善するものではないが，BPSDの繰り返しによる悪化を抑えることで認知症自体の悪化を防ぐことができる.

1）心理教育アプローチとは

　心理教育的家族療法は，1970年代に統合失調症の人の再発防止を目的に，その人の家族から出される非言語的メッセージとしての「眼差し」や「言葉の強さ」といったものが大きく影響していることを実証した「家族感情表出」研究からスタートし，精神科リハビリテーションの部類に属する，認知行動療法などと並ぶ精神療法のひとつである.

　家族がなに気なくみせる否定的な態度が，非言語的メッセージとして本人の予後を左右することがわかり，家族の安定した態度が再発を防ぐ大きな力であることが知られるようになった. 家族をエンパワーすること

の大切さを社会に知らしめたアプローチである.

　「高EE（Expressed Emotion；感情表出）」（感情表出の度合いが高い）の家族と比べて家族が適切に感情表出できる場合には，統合失調症の再発率が低下した．この事実から，Andersonらはサバ・イバルスキルワークショップとして統合失調症の人を家族にもつグループに適切な情報を提供し，その後には同士が共感の中で支え合うことが本人の再発入院を抑止することを証明した．

　その後，この考え方は統合失調症だけではなく，気分障害や慢性疾患などに取り入れられた．1990年初めに認知症の当事者と家族に対する試みが始められ，現在まで続いている．

　こうした心理療法（精神療法），家族療法学会系の精神疾患に対する心理教育の流れとは別に，認知症に関しては家族団体である公益社団法人認知症の人と家族の会が2004年ごろから始めた「家族支援プログラム」が心理教育アプローチと同様，社会に広く浸透して現在に至っている．都道府県や市町村，社会福祉協議会などで認知症の家族支援活動を行う際に多く用いられているのは，「家族支援プログラム」である．

　以前より課題となっていることだが，精神科領域と高齢者領域が制度上においても異なる流れをもっているため，認知症が対象の場合には「家族支援プログラム」が活用され，精神科領域では心理教育が使われてきた時代が長かったが，最近では互いの交流や相互理解が進んできた．

　多くのプログラムは，複数の認知症介護家族が一堂に会して専門家による「情報提供」の時間をもち，その後，参加した人々がお互いの状況やこころの内を語り合い，支え合うことにより「共感の時間」をもつ．共感の時間では，決して介護家族がひとりぼっちではなく共感的理解の中で他の人にも支えられていると実感することが，「共感による癒し」として作用し，こころの支えとなることを目指している．

　ここで少し心理教育の「場」の雰囲気を説明しておきたい．静かな部

屋に6〜7人の家族が集まってテーブルを挟んで座っている．そこに登場する専門家は，毎回30分程度，情報提供の時間として，そこにいる人々を対象にミニ講義を行う．私は毎月30分ずつ6回（6か月）にわたって情報提供を展開した．それぞれのテーマは以下のとおりである．

- 第1回：認知症の疫学について（どれぐらいの人が認知症なのか）
- 第2回：認知症の種類と特徴
- 第3回：さまざまな症状について
- 第4回：薬について
- 第5回：非薬物的な治療やケアについて
- 第6回：利用できる社会資源について

複数回のミニ講義，「情報提供の時間」を聞くことで，系統的に疾病の理解や服薬などについて参加者の疾病理解を深めて安心感をもてるようにすることが目的ではあるが，決して目の前にある「今，ここでの質問」に答えるのではない．むしろ毎回，計画的なスケジュールに基づき参加者が系統的に病気を理解できるようになっている．たとえば，初めて開催して「困りごと」を話し出すのではなく，系統的に「病気の原因」「治療法」「家族の対応」などをプログラムどおりに情報提供でき，参加者が病気について理解し「腑に落ちる」ことが大切である．そのようなミニ講義の後には必ず「分かち合いの時間」として90分ほど，各自が自分の意見を語り合う時間がある．この時間こそ参加した人がもつ不安や恐怖を他の参加者とともに考え，「1人ではない」と確信をもって安堵感が得られるようにするために重要であり，心理教育の流れである．

　こうして，心理教育は「適切な情報提供」＋「共感による癒し」の時間をもち，結果的には「介護スキルの向上」が達成できるといった家族支援の精神療法として機能している．家族のみが会する場合を「複数家族の心理教育」と呼び，集まりに当事者が参加する場合には「複合家族の心理教育」と呼ぶ（表2）．

76

表2　さまざまな心理教育のかたち

集団の有無	対象		プログラム名
集団心理教育あり	本人を含む	単家族	心理教育（Anderson）
			ファミリーワーク
		グループ	心理教育的複合家族グループ
	家族のみ	単家族	講演と家族指導
		グループ	（心理教育的）家族教室
集団心理教育なし	本人を含む	単家族	行動療法的家族指導
		グループ	
	家族のみ	単家族	相談　助言　指導
		グループ	家族会　サポートグループ

後藤雅博編：家族教室のすすめ方；心理教育的アプローチによる家族援助の実際.
94-103, 金剛出版, 東京（1998）をもとに一部改変.

　そして，当事者だけが参加するようなプログラムが発展し，「認知症本人ネットワーク」として活動していることも多い．前述の「家族の会」でも長年にわたって本人ネットワークを続けているが，これも，必ずしも日本心理教育・家族教室ネットワークの「標準プログラム」と同一のものではなく，各地の実践者がある程度自分たちで活用しやすいように変更・工夫しながら行っている.

2）若年性認知症を対象としたアウトリーチ型心理教育
　若年性認知症と向き合う男性への精神サポートとして，本人の疾病理解が進むことで引きこもりが改善する過程を追った記録を紹介したい.
　当院に通院する若年性認知症の男性（HDS-R：16〜18点）で，これまで自宅に引きこもりがちだった4人を対象とした．それぞれに心理教育的アプローチを行い，外出回数が増加した事例と外出できなかった事例とを，若年性認知症の当事者からの発言を元に比較検討した.

　半年間，月1回の面接を行いながら発言を記録したが，4人のうち外出回数が増えた人が3人であり，その人たちは自発的に外出する回数も増加した．一方で，外出回数が変わらなかった人は心理教育アプローチを行う前と後の行動がまったく変わらなかった．

　若年性認知症の本人へのインタビューでの，外出が増えた3人の発言でもっとも頻繁に聞かれた発言（総発言数）は，次のとおりである．

　①自分の認知症のことが少しわかって安心できた（27発言）

　②家族に迷惑をかけているが，自分なりにがんばりたい（23発言）

　③自分が認知症でも経済的にやっていけることがわかった（17発言）

　また，外出が増えなかった残りの1人は，

　①自分の認知症のことが少しわかった（2発言）

　②自分なりに努力してみたい（1発言）

　③この先の生活（金銭面）はどうなるのだろう（9発言）

と，前向きになる傾向はあったが，経済面の心配が払しょくできなかったために外出に対する恐怖心が消えなかった点が外出が増えた3人とは異なっていた．外出や他者との交流が増えることだけを治療効果と呼ぶことはできないかもしれないが，発言内容が自責的かつ絶望的なものから少しずつ心理教育の影響を受けて「それでもやっていこう」と前向きになることが期待できる．

　しかし，残りの1人が繰り返し発言しているように，若くして認知症になったことで経済的困窮と苦悩は続く．その状態を諦めることなく続けていくとき，ただ闇雲に「がんばる」だけの対応では先に破綻がみえるのを止めることはできない．かかわりを通して，「〜にもかかわらず，やってみよう」と思える効果を精神サポートから期待することができるのである．

＊

● 不安と絶望と向き合う

　アルツハイマー型認知症の谷川元信氏（54歳・男性／HDS-R：18点）

は, 診断を市中の大病院で受けた. コンピュータ関係で働いた経験のある彼は, 診断後, インターネットからさまざまな情報を得たが, 溢れんばかりの情報はかえって本人の不安と絶望を大きくした.

外出も嫌がり,「こんな病気になった自分を人にさらしたくない」として通院もままならなかった. そこで私は「往診」の形で自宅を訪問し, 谷川氏, 妻, 娘が同席しているところで系統的にアルツハイマー型認知症について情報提供し, 谷川氏の場合の病状を解説しながら,「それでも希望を捨てなくてよいと思えること」について家族とともに話し合った.

私が同席したことで, 家族も「恥ずかしがらず」発言できたのだろうか. 娘から「お父さんは病気でできないこと(主に近時記憶障害)があっても, 私たちのことを以前と変わらず大切に思ってくれていることに感謝している」といった発言が出て, 本人が涙を流す場面もみられた.

心理教育が3回をすぎたころから, 少しずつ「同じ病気をもつ他の人と話してみようかな」といった発言が認められるようになった. 今回の心理教育のような初期段階の当事者へのアプローチでは, その人の喪失感や絶望をどのようにサポートできるかが問われるのである.

*

3) 当事者のサポートができなくなった場合の心理教育

当事者への精神サポートとして心理教育が適応できないレベルの場合にも, この方法が有効であることを示唆するものとして,「せん妄」を繰り返すレベルになった当事者に対して, 家族への心理教育が効果をもたらして「せん妄」の再発が低下した例を紹介しよう.

150例の介護家族を対象として, 心理教育を行った場合と行わなかった場合とを比較すると, 行った場合のほうがせん妄の再発率が明らかに低くなった. その場合の「せん妄」再発率が23.9%だったのに対し, 心理教育を実施できなかった場合には, 当事者の「せん妄」再発率は明らかに高くなり, 42.6%に及んだ(表3).

表3　せん妄再発率の比較

	せん妄あり	せん妄なし	再発率
心理教育あり	17 例	54 例	23.9%
心理教育なし	29 例	39 例	42.6%

150 例の心理教育を行った家族と行わなかった家族を比較し，行った家族では認知症人のせん妄再発が少なかった.

出典）松本一生：家族と学ぶ認知症；介護者と支援者のためのガイドブック. 金剛出版，東京（2006）.

　当事者への直接的な精神療法の効果ではないため，本書では例外だが，家族への精神療法的アプローチによって，家族の困惑が解消され，安堵感が出るにしたがって当事者の「せん妄」発症を少なくすることができた. その背景には，介護家族の感情表出（EE）を軽減することで当事者のBPSDや「せん妄」の軽減を図れることを示唆している. 繰り返し記載しているように，当事者への精神サポートが効果を出さないレベルまで認知症が進行したとしても，このデータが示すように，認知症（中等度〜重度）に対しても家族支援という形のサポートは治療的効果を出すと考えられる.

4）今も残る課題

　初めて認知症に対する心理教育プログラムを発表した 1990 年初めごろ, 学会に参加した精神療法家から「何度か専門職が疾患の説明をして, その後に家族が話し合ったとしても，それが心理療法的なサポートになるとは思えない」という疑問を向けられたことがあった. しかし，その後, 心理教育アプローチは「標準化したトレーニングを重ねれば，だれでもある程度の効果が期待できる」心理療法として広がりをみせた.

　しかし，私は今, 認知症へのアプローチとしての集団への心理教育に，ある課題を感じている. それは，各地で行われる認知症当事者を対象と

した支援プログラムや家族支援のプログラムの中には「プログラムを型どおりにやってみただけ」というものが少なくないのである.

　心理教育には，あくまでも精神サポートの要素が含まれていることを理解せず，形だけのプログラムを実施する事態も増えたからだろう．行政などが何人かの家族を「招待」するように呼び，会場を飾りつけて，そこに参加する家族が「客人」のように招かれて専門職の話を聞くだけの集会や，交流の時間で真の交流ができないものでは，本当の心理教育のエッセンスを得ることはできないだろう．また，今回のコロナ禍で「集会」の開催がむずかしくなっている．今後はリモート開催による心理教育など，感染を防ぎつつ行う形式も広がっていくと考えられる.

　家族がお互いを支え続けるだけでなく，それでも残る疑問に指示的にならず，さり気なく「聞かれれば答える」といった専門職の精神サポートのかかわりが，心理教育の強みである.

　先のプログラムありき，参加者が客人のように招かれるような実施方法は，心理教育の意味合いを深く理解して開催されているとは言い難い．そのためか，プログラムに参加した当事者や介護家族の共感を得ることがむずかしく，参加者が少しずつ減ることに注意しなければならない.

3．精神サポートに「笑い」の要素を生かす

　笑いと免疫学との関係が深いことは，周知の事実である．認知症によって絶望の淵にいるようにみえる人にも，こころの底から絶望している当事者と，絶望の中にも希望がみえる当事者とに分けられるのはなぜだろう．苦悩の中にあっても「ふっと，笑う」という効果が，その当事者の認知症の悪化を先送りにしていると感じさせられることも多い．私はここに「笑い」の要素が深く関係していると感じている.

　「笑い」というと，一般的にはなにがあっても笑って「気にしない」こ

とのように誤解されるが，ここでいう笑いは，笑ってごまかすことではない．かつてナチスドイツの強制収容所での凄惨な経験をした精神科医ビクトール・フランクルは，いつ死ぬかわからない極限の状況の中でも夕日の美しさに感動することができた人，凄惨な日々を送りながらもふとした瞬間に「感動」や「こころの感性」を維持できた人は，絶望しかみえていないはずの風景でもどこかにプラスのイメージをもつことができた結果，過酷な日々を生き抜くことができたと語り，その大切さを説いている．

　換言すれば，決して事実から逃避するために，目の前の事実を否定するために起きる笑いではなく，絶望のあまりニヒリズムにとらわれて出すシニカルな笑いではなく，ここでいう認知症当事者の笑いとは，たとえようがなくつらい状況でも，言葉の交流によってほんのひととき，肩の力を抜いて「ふっ」と笑顔をみせる一瞬がこころのカタルシスを呼び，行き詰まったこの先に対するゆとりをもたらしたと考えられるのである．この姿勢こそ，コロナ禍の絶望の中にあるわれわれにもっとも求められることではないだろうか．「何事もうまくいくはずだ」と信じて疑わなかったわれわれは，たった1年の間にとてつもない無力感を味わうことになった．このようなときにこそ「ふっと笑う」自分が絶望の先に希望を示してくれるのである．

　「○○にもかかわらず，笑う」「それでもこの一瞬にふっと笑う」ことにより，認知症当事者は課題を外在化することができる．

　私の外来でも，ふとした瞬間に当事者や家族が行き詰まり，この先がみえないような絶望感にとらわれたときの面接では，技法とまではいわないにしても，その場の凍った雰囲気を打破するために笑いの要素を取り入れている．ほんの少し，今の緊張した雰囲気での対立を緩和するための「微笑み」である．

　認知症は進行するけれど，まだ自負心が残っていることも多い．自らの意見を発する当事者であっても，実生活を1人でこなせなくなったとしよう．その当事者に施設に入所してもらいたい家族との対立が続き，

私との面接・診察の際，涙にくれながら「私は見捨てられる」と嘆く当
事者に対して，ほんの一瞬だけだとしても笑顔が出るような場面を作り
出すことも必要である.

　「△△さん．あなたは息子さんに捨てられたと感じたかもしれませんが，
あなたがいつも言っているように，だれかの役に立つために生活の場をグ
ループホームに定めると考えてはいかがですか．あなたが飼っていたワン
ちゃんがいつも朝になるとあなたを起こすために顔を舐めにきた話をして
くれたでしょう．今度はあなたがみんなの役に立つように顔を舐めてあげ
ればよいかもしれません．あなたがだれかを支えようとしているときが，もっ
とも生き生きと脳を働かせるときなのですから」と告げたところ，半ばあ
きれたような顔で私をみた当事者は，「ふふっ」と笑って「そうですね．
私はあの子（犬）ほどではないけれど，役に立つかもしれませんね」と，
私に「笑い」を返してくれた後，緊張がほぐれ，入所に向かって話が展
開したことがあった.

　どれほど重い話を展開するときであっても，精神サポートに求められる
のは，その場の雰囲気を和らげ当事者に笑いを提供することであり，「私
はあなたを認めている」とエールを送り続けることなのである.

　笑うことは人に与えられた特権のようなものである．現実から逃れるた
めにごまかして笑うのではなく，生きる日々の中で小さな勇気をみせな
ければならないこともある．認知症に罹患していることを知らされ，救い
がないように思える状況にあっても，人生に立ち向かって人は笑う．勇
気ある微笑みを当事者がもてるように，われわれの小さな精神サポート
の試みも続く.

4．洞察力をつける；自己肯定をする

　実際の臨床現場や相談の場における精神療法的アプローチのほとんど

は，こうした対峙した短時間の精神サポートの形をとることが多い．前述したように，保険診療の限られた枠の中で治療構造を確立した力動的精神療法を行うことには限界があるため，私は自らの診療内では短時間の精神サポートを取り入れ，どうしても洞察力を期待したい場合には，外部の臨床心理士と連携して診療を進める．その場合，私は診療として服薬調整や体調管理を主とした診療を行い，治療となるカウンセリングは臨床心理士にゆだねることもある．

　一般的な外来診療で行う精神サポートでもっとも大切なのは，当事者にありがちな自己評価の低下を支えることである．それまで自信をもって生きてきた人であればあるほど，認知症の診断を受けると自己喪失感に苛まれる人は多い．「あなたには～ができる」という私の発言によって，当事者が「私には～ができる」とこたえてくれるような自然な流れを作り出すことが大切である．

　私は，認知症の場合には内省的になりすぎる精神サポートは行わない．自分を見つめて分析的に解釈が進まなかったとしても，心理教育で記したように「腑に落ちる」ことから，当事者の悩みが軽くなり安堵感が得られる程度のサポートが効果的である．

　基本的には，家族療法や福祉の中で活用されているエンパワメントの考え方が大切であり，できないことをしっかりと認識する一方で，それでもできることに目を向けることで，否定的になりがちな当事者の自己肯定感を保つように努めている．

　自己肯定をするためには，どのようなサポートが必要なのだろうか．私は当事者の自己肯定には，常に「赦し」の概念が必要だと考えている．それは，自分に降りかかった認知症という厄介なことに対する怒りを赦すことかもしれない．また，つけられた病名のために，まだまだできる自分がいるにもかかわらず，社会がその自分を認めてくれないことへの憤りを収め，その怒りを赦すことで乗り越えていこうとする力かもしれない．

「赦す」という行為は，人生においてもっとも勇気がいる行為であり，精神サポートで自分の「あるがままの姿を赦す」ことこそ，もっとも大切なプロセスなのである．日本が世界に誇る精神療法として名高い森田療法では，森田神経質といわれる状態になった当事者が，自分の「あるがまま」の姿をよしとするところから，治療的効果が広がっていく．認知症当事者がもつ自己否定感，すなわち「自分の今の姿をよしとはできない」悩みにおいても，今のままの自分を許せるようになれるか否かが，その人の予後を大きく左右するのである．

5．精神サポートだからこそ「薬物療法の大切さ」を伝える

認知症の精神サポートを記した本書で，なぜ，薬物療法のことを記すのだろうか．一般的には，薬物療法と精神療法は別々に行われると考えられていることが多いが，むしろ本書では，精神サポートだからこそ薬物療法との連携が大切であることを強調したい．コロナ禍にあって，ワクチンや治療薬の情報は私たちのこころを大きく揺さぶった．認知症においても薬物への期待は限りなく大きい．私が現在行っている薬物療法，とくに抗認知症薬に対する評価は，ある程度限定的である．効果が認められる人もいれば，あまり期待できない人もいる．やはり根治治療できる薬はない．

認知症悪化の最大要因である，BPSD の悪化を防ぐために使う向精神薬はどうだろう．こちらも効果が出て安定する人がいる一方で，効果が出すぎて過鎮静となり全身のフレイルが進んでしまうことなどもまれではないため，私はできる限り少量での処方を心がけている．

しかし向精神薬の処方をためらいすぎると，当事者自らの混乱で心臓や脳に負担がかかり，結果的に認知症の中核症状が一気に悪化するこ

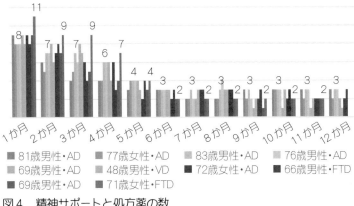

図4　精神サポートと処方薬の数

とがある．そのため，私は自らの責任の範囲で精神科医として鎮静作用がある薬物を投与することを否定しないのである．

　しかし，投与量を少なくするためにもっとも大切なのは，介護領域との連携である．当事者の生活のようすを介護職から聞きながら，処方量を決めていく．

　当事者の安定のために薬物の処方を行い，その薬理学的効果をエビデンスベースで把握することも，科学的精神医学の達成のためには大切なことである．しかし，並行して必要に応じた精神サポートを行うことが当事者の安定のためには不可欠であることを，これまでの経験から学んだ．時間の経過とともに精神サポートが効果を上げるようになれば，私が処方する向精神薬の数を減らすことができたのである（図4）．

　精神サポートの効果が出るにしたがい，図4に示した人々への処方数（他院内科＋当院）が少なくなった．

　認知症という疾患が，社会的な課題としてこれほど大きくなってきた以上，だれもが認知症を治す薬がほしいと願うことは自明のことである．私が精神科医として認知症を診察し始めた四半世紀前には，脳循環改

善薬などがいくつも出ていたが，その後，効果が疑問視された経緯もあり，現在のところ認知症の根本治療薬はなく，悪化を抑制する薬が4種類出ている．それに加えて，BPSDを抑えることで混乱を防ぎ，結果として認知症の悪化を緩和する安定剤や漢方薬がある．

万能薬はなくても，薬による治療を行い，そこにケアや心理的治療を組み込むことで，現在の治療は行われる．薬だけではなく，さまざまなかかわりが組み合わさって認知症の悪化を先送りできるという希望の光がみえる．

1）認知症が悪化しないための薬

認知症の中でもっとも多くを占めるアルツハイマー型認知症では，脳細胞にアミロイドβというカスのようなものがたまることで細胞が縮んでいく（萎縮）．このアミロイドβを排除する薬は，現在，研究中であるが，今の認知症治療薬にはこの働きがない．その代わりに脳内で脳細胞が連携するための化学物質が減らないようにする薬，脳の保護薬ともいえる薬が出ている．

ドネペジル塩酸塩（商品名：アリセプト®），ガランタミン臭化水素酸塩（商品名：レミニール®），リバスチグミン（商品名：イクセロン®パッチ，リバスタッチ®パッチ）が現在日本で使われている薬である．加えて脳の保護薬ともいえるメマンチン塩酸塩（商品名：メマリー®）があるが，これは先の3剤とは異なる働きのため，3剤のどれか1つと組み合わせて使うことができる．

それぞれに合った服薬，貼付（パッチの張り薬の場合）を行うことで，認知症の悪化を先送りできる効果がある．私の個人的な感想では，こうした適切な薬とともに，後述する非薬物療法（ケアや精神サポート）とも組み合わせた治療にこそ大きな力があることを感じている．

精神サポートとの組み合わせで薬物療法の情報を提供する場合に気をつけなければならないのは，当事者が「薬の効果」に対して過剰な期

待をもちすぎないようにすることである．自身の生活習慣を整えることが
もっとも大切であるにもかかわらず，服薬さえすれば悪化しないといった
間違った期待にならないように，薬物療法の限界をしっかりと伝える必要
がある．また薬物の限界の話になると，当事者が過剰に反応して「薬は
効かない」と極端に思うことにも注意が必要である．

２）認知症の行動・心理症状（BPSD）を緩和する薬

　認知症にみられる症状のうち，記憶や判断力が低下するものを一般的
に中核症状というのに対して，周辺症状として BPSD が出ると，混乱や
興奮，昼夜逆転などにつながり，中核症状が一気に悪化する．

　こうした状況を改善するために，普段は精神医療で使われる薬を少量
使って混乱を鎮静化することがある．しかし，この用法によって過剰な鎮
静になる場合もあり，また，こういった強力な安定剤の処方が突然死に
つながることもあるため，人権に配慮しつつ低用量で処方する必要があ
る．その場合にも非薬物療法が代替できる可能性が高いときには，そち
らを優先すべきである．

＊

● 病的体験を告げる当事者

　血管性認知症の田畑和夫氏（65 歳・男性）は，私の外来診療を受
け始めて 3 年目になる．普段は穏やかな人だが，基礎疾患に糖尿病を
もち，血糖値が急激に上昇すると被害感が BPSD として出現する．

　この 2 か月，彼は一時もじっとしていられないほどの焦燥感と，だれか
が通帳から金を抜き出しているという思いから逃れることができなかった．

　ある日の外来で彼は私に「先生，このじっとしていられない状態と，な
ぜかわからないけど金を盗られるのではないかという気持ちが続くのと，
この 2 つを何とかしてくれませんか．私，このことばっかりに気をとられて，
しっかりと日々の生活ができません」と告げてきた．

＊

　一般的には病的体験は介護家族が告げてくるというイメージがあるが，こうして当事者自ら，その体験による自身の苦痛を述べてくる場合もある．われわれにとってそのような病的体験を抑える安定剤は，できれば使わないほうがよいが，当事者が「自分を苦しめる，この症状から助けてほしい」と訴えてくることも少なくない．当事者をそのような混乱から救う目的で安定剤を使うことにより，当事者はより安定するとともに，認知症の中核症状が進むことを先送りでき，悪化防止効果を発揮する．

3）薬以外の方法こそ大切

　非薬物療法にはさまざまなものがあるが，薬物の効果のようにエビデンスに基づく結果が出にくいため，代替療法と考えられていることも少なくない．それゆえ，効果判定には診療時の評価だけでなく，日常生活の場で当事者の生活全体を支えている介護職（ケアマネジャーやホームヘルパーなど）や介護家族からの情報を生かすことが大切である．日々の暮らしの中で「このような非薬物療法を行えば，当事者の生活や振る舞いがどのように変化したか」という情報を知ることがもっとも大切であり，日々の精神サポートの際にも不可欠である．それを担うのが介護職である．彼らこそ家族以外でもっとも当事者の生活を見続けてきた人として，日々のようすに対する豊富な手応えを知っている人たちである．介護職から意見を聞き，情報から医療が適切な薬剤の用量を導き出すことができれば，「介護情報を医療にフィードバックさせる」相乗効果につながる．

6．身体合併症や重度化に備え，当事者と話し合うべきこと

　認知症が進行するにつれて，さまざまな身体合併症が出てくることも多い．また，重症化したときに備え，当事者に前もって「胃ろう」や「中

心静脈栄養」についての意思を聞くべきときがある. 一般的なイメージから考えると, 悪化したときに「胃ろう」や「中心静脈栄養」をするか, しないかを事前に認知症当事者に意思確認することは, どこでも行われていることではない. しかし私は, 誤嚥性肺炎を頻発する状態での気管挿管, 人工呼吸器装着について, あるいは脳死の際の当事者の意思をどのように尊重するかについて, これまでに何人もの当事者の依頼を受けて話し合った経験がある.

とくに担当する当事者が認知症の診断を受けていたとしても, 必ずしも家族や親戚がいるとは限らない. 30年の精神科臨床を振り返っても, 医師になったころと現在とでは, 今の時代のほうが圧倒的に独居が増えている. かつての常識とは異なり, 家族をもつことで制約を受ける自分の人生よりも, 自己実現を達成する代わりに家族をもたないことを選択する人が急増したからであろう.

＊

● 意思尊重の大切さ

血管性認知症の桜塚亮氏（42歳・男性）は, 私の診療所の初回受診で真っ先に自分が書いた日本尊厳死協会の書類をみせ, 「先生が私の意思を守ってくれるなら担当医になってほしい」と告げてきた.

読ませてもらうと, 彼は両親をすでに見送り, この書面内容についてただ1人の家族である妹も知ったうえで納得しているとのことであった. また, 妹は東北で夫とともに農業をしているが, 連絡は頻繁で, 彼の意思もしっかりと了解しているとのことである.

初診から「胃ろう」のことを相談してくる当事者は珍しいため, 理由を聞いたところ, 母親の臨終を看取った数年前, 自らに認知症の診断が下る前に母親が入院した病院（療養型病床）で, 担当医が何の相談もなく「胃ろう」の設置を決めたことに対して当時の彼と妹はずいぶん抵抗した. 母親が父親を脳梗塞で見送ったときに同じような経験をし, 長期

にわたる経管栄養と人工呼吸器の装着で金銭的にも身体・精神面でも疲弊した経験があったためである.

　そのときの後悔と反省から，彼は自分の場合にはしっかりと意思表示をすることで，ただ1人の家族である妹に迷惑をかけたくないのだと私に告げてきたのである.

　その意思を尊重し，書面で経管栄養，人工呼吸器，臓器移植など，彼が重篤になった場合の医療行為について当事者中心の計画書をつくったところ，彼は急に安堵したようであった. それ以降の面接は，まるで「理解ある同志との話し合い」のように，私や医療関係者を受け入れてくれるようになった.

＊

　自明のことであるが，この先どのように処遇されるか見通しがつかない状況下で，自らの認知症が悪化した場合，自らの意向を代弁してくれる相手とともに認知症と向き合っていると感じることが当事者の安心につながるという，いわば「当たり前のこと」を再確認した経験であった.

7．終末期ケアのことも，精神サポートの際に当事者と話し合う

　終末期ケアをどういった形で受けたいか，事前決定に基づく依頼が増えている. その場では医療協力のみならず，介護・福祉・医療が当事者と家族の守秘に配慮しながら情報交換し，細やかに対応することが大切である. 一方で，当事者の事前決定にもかかわらず，親族の反対により当事者の希望に沿うケアができないケースから訴訟になったこともある. 施設ケアと比べて，より家族・親族間の考え方の違いが表面化しやすい在宅での終末期ケアでは，チームが一致した方針をもち，認知症当事者の代弁者となることが求められる.

1）地域における終末期ケアの変化

　私がかつてまとめた 1992 ～ 2001 年の在宅終末期ケアでは，家族が高齢になった当事者のケアを長年続けていくうちに終末期になったケースが多かった．迷いながらも在宅での看取りを決意し，家族の要請で私が担当したケースが主流を占めていたのである．言い換えれば，「終末期ケアを受けるほど長く闘病して，家族も納得のうちに高齢者を見送る」といったケア形態であったといえるだろう．

　2001 年の在宅認知症終末期ケア 21 例の内訳をみると，当事者の平均年齢は 84.8 歳，アルツハイマー型など変性型の認知症と診断されたものが 5 例，血管性認知症が 8 例，両者の混在型が 8 例であった．HDS-R の平均点数は 2/30 点，そのうち 11 人は簡単な質問にもまったく答えられないような，全員がベッドに寝たきりの重度認知症だった．

　ところが，最近の終末期ケアの「あり様」はそのころとはようすを異にする事態となっている．昨今の傾向としては，若年性認知症をはじめとして早期診断が可能になり，当事者が初期から診察や相談に来るようになったため，前述の桜塚氏ように軽症で本人が自らの終末期ケアを要請してくることが増えてきた．

＊

● 在宅での終末期ケアを希望

　高柳保氏（53 歳・男性／前頭側頭型認知症）は，本人の希望で終末期ケアをしたケースである．ひとり暮らしで会社勤めをしてきた彼は，会社の同僚から「仕事中の行動がおかしい」と指摘されたことをきっかけに，地域にある大学病院の脳神経外科を受診し，そこから神経内科に紹介されてピック病と診断された．慎重な配慮のうえで神経内科医から告知を受けたために，「自分でも不思議なほど」平静な気持ちで聞くことができたという．

　しかし，彼には妻子やきょうだいはなく，自分のこれからを考えたとき，

死後の準備をしなければならないと強く思っていた．彼が引き継いだ土地や資産を処分する必要もあり，自宅近くにあった私の診療所を自ら受診し，はっきりと「在宅で終末期ケアを希望する」と明言した．

それから3年後には認知症が急速に進行した．財産については成年後見制度を活用して安堵していたが，ただ1人，自宅で終末を迎えることには不安を隠せなかった．認知症の進行とともにひとり暮らしの生活ができなくなり，在宅ケアが続けられないと思ったからである．

そこで私は彼とともに，訪問診療してくれる内科主治医，ホームヘルパーステーション，訪問看護ステーション，区役所，NPO法人の宅老所，療養型病床をもつ病院などと話し合い，できる限り自宅でケアを続けながら，どうしても継続が不可能になったときには病院に入院すること，その場合，メンタル面は私が病院を訪れて担当することを約束した．

病気の進行は思ったよりも早く，歩行失調をきたした彼はその後4か月で肺炎を併発して亡くなった．内科医の献身的なアウトリーチによる診療とケアチームの協力によって，入院することなく終末期ケアを成し遂げることができたが，認知症が進行しても最期まで自らの意思をある程度表明することができたため，肺炎で状況が悪化した段階で，何度か通ったことがある近所のプロテスタント教会の牧師に話を聞いてもらうことができた．私が担当してきた不安や死に向かうときの寂しさとは別に，彼は牧師から，25年前に捨てた家族への懺悔と許しを得たかったのだろう．

*

2）身体的ケアの管理は身体科医や看護職と連携

身体医療との連携を重視しているのは次のような点である．

①麻薬性鎮痛剤の使用を含めた疼痛管理

もっとも大きな身体管理のポイントである．認知症の進行に伴い，褥瘡への対応や合併する悪性腫瘍と向き合うことが増えるからである．精神面を担当する私にも身体面をゆだねる医師にも，疼痛管理に対する知

識が求められる．「認知症が末期になると本人は痛みをあまり感じなくなる」という意見を耳にすることがあるが，私の経験からは若年者，高齢者にかかわらず，最期まで痛みを訴えてくる人が多く，決して痛覚を感じなくなるわけではない．

　認知症が進行してほぼ全面的に臥床した毎日を送る場合，日々の腰痛や頸部の痛みに対する疼痛管理はもとより，認知症とともに悪性腫瘍を合併して終末期を迎える場合には耐え難い痛みをコントロールするため，モルヒネの徐放錠が欠かせなくなる事態も想定しておく必要がある．

　②口腔ケア・誤嚥性肺炎の防止

　この30年，私は精神科医であると同時に歯科医師として，口腔ケアを通じた誤嚥性肺炎の防止こそ当事者の予後を左右することを学んできた．誤嚥というと，食事の際に食物を気管のほうに吸い込むことを想像するかもしれないが，現場でもっとも注意しなければならないのは，咳き込むこともなく，食事のときでもないような普段に，口腔内の雑菌が混じった唾液が垂れ込むように気管に入ってしまう，垂れ込み型の誤嚥である．

　このような誤嚥が起こりやすいのは重度認知症になってからだが，実は認知症初期から口腔ケアに対する当事者の関心が急激に薄れるため，精神サポートの際，常にテーマとすべき課題である．

　③尿路感染の防止

　突然の高熱を身体科医が調べると，肺炎や脱水を除くと多くの場合に尿路感染症がある．バルーンカテーテルを用いて排尿を管理している場合には，内科だけでなく泌尿器科にもチームに入ってもらいながら連携する．精神サポートができる段階では局部の不快感や頻尿を訴えることが多いため，精神サポートの際に泌尿器科の検査も並行して受けることで，脳の変化なのか泌尿器科領域からくる頻尿なのかを見極めることができる．

　④「褥瘡」の予防と治療（敗血症・多臓器不全の防止）

　訪問看護師と身体科医，ケア担当者，そしてすべてのチームメンバー

が協力しなければならないのが「褥瘡」の予防と治療である. 当然ながら臥床していれば 2 時間ごとの体位変換が求められ, ケアマネジャーのプランと医療の協力によって, いつもだれかが担当することが最大の予防になるからである.

　当事者ともこの点について話を積極的にしたいところだが, 褥瘡ができるレベルの認知症では, 自分の身に起きていることに対する認識が低下している場合が多い. できる限り当事者の意思を確認しながら, 担当者チーム全体として話し合うようにしている.

　当たり前のことだが, だれであっても疼痛という苦痛からは解放されるべきである. 褥瘡の結果として疼痛があるのだから, たとえ当事者の意思表示を確認しにくい場合でも, 周囲の人は疼痛の除去を第一に考えることが大切である. さらに, 褥瘡から血管内に細菌が入って敗血症になり, 多臓器不全を起こすことなどに注意して身体科医との連携を進めていくことが大切である.

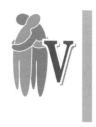 # V 日々の生活を通したサポート

1. 予防の視点をもって「悪化を先送りすること」も 大事

　精神サポートにおいて，すでに認知症の診断がなされている人には，より悪化しないための話をするが，そのとき私は必ず「どんな人にとっても，本当の意味で個人が認知症を完全予防することはできない」とはっきり伝えることにしている.

　認知症予防という，耳に聞こえのよい響きをもった言葉はわれわれを魅了するが，本当の意味でだれかが○○と△△を実行すれば，その個人が認知症を予防できるわけではない. 疫学的に考えた場合，予防的措置をとるほうがとらないよりも認知症当事者の数を減じられるという疫学的な予防である.

　しかし，医療側も当事者も，「予防」という概念には飛びつきたくなる魅力があることを理解したうえで，予防の限界を伝えることこそ，当事者の精神サポートとして大切な視点である.

1）認知症になっていても悪化しないためのポイント

　若い世代で発症した若年性認知症は，社会の第一線で働いているときの発症も多い.「なったらおしまい」といった声を耳にすることも多いが，このような概念こそ当事者にとって「認知症と診断されれば，その後の人生に希望はない」と短絡的な絶望感を呼ぶイメージである.

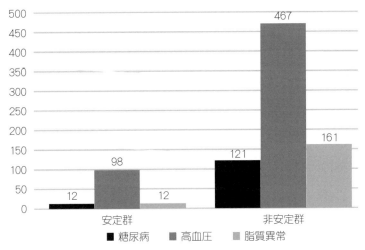

図5　認知症の予防と悪化防止は生活習慣病から

　当院のカルテに残るデータから，血圧の上下が激しい動揺性血圧，脂質異常症などの慢性生活習慣病を患っている人が，それぞれ「かかりつけ医」からの指導によって，（血糖値・血圧の安定など）上手にコントロールできた場合とできなかった場合とを1年間比較したデータがある（図5）．それぞれ200人の認知症当事者を対象にして，慢性生活習慣病のコントロールがうまくいった200人に対し，コントロール不良の200人は，その後1年間にBPSD（Behavioral and Psychological Symptoms of Dementia；認知症の行動・心理症状）の発生が多かった．BPSDが発症すれば当事者の状態像は悪化するため，明らかに慢性生活習慣病のコントロールができた群のほうが，できなかった群に比べると悪化を先送りすることができたのである．

　BPSDによる不穏や易怒性（怒りやすくなること），不眠，昼夜逆転などの回数をみると，明らかに生活習慣病のコントロールができている群の混乱は少なく，結果的に認知症の悪化が緩やかなものとなっていた．

２）悪化を防ぐポイント

では，具体的に家庭生活で気をつけるべき悪化防止策にはどういったものがあるのだろうか．

①食事

前述してきた生活習慣病のコントロール，悪化防止には，食生活が大きく影響する．糖尿病での血糖値，塩分の摂取しすぎからくる血圧の変動や，コレステロール・中性脂肪の摂取の仕方などのコントロールを続ければ，血管の閉塞や微小脳梗塞，海馬の萎縮を抑えられて認知症が悪化しにくい．老化の防止のために日ごろから「かかりつけ医」や職場の産業医の指導の下，疾患と上手につき合うことが大切であることと同じ概念である．私は当事者との精神サポートの際に，「これ以上，認知症を悪化させないために内科のデータを改善すること」をよく話し合う．

現在，世間の風潮では「認知症＝脳の病気」というイメージが強く，脳さえ治せば認知症がよくなるというイメージが支配的だが，実は全身に起きている課題を改善することなく脳だけ治療していても，決して認知症を改善することはできない．

一般的には，予防の視点から「EPA，DHA などが脳によい」といった概念が広がっている．これらはもちろん大切だが，日常生活全体を見渡した全身状態の悪化を食い止めることが大切だと理解することが重要である．

当事者との精神サポートの際にも「生活全体を老化防止に向けることで，実は認知症も悪化しにくい」と理解して，日々の生活の調整をすることが大切である．

②水分摂取

自覚しているよりも体内の水分が少ないにもかかわらず，口渇を感じない人も多い．職場環境によって外出が多い場合や，室内でも温度が高いところで就労する人の場合には，脳内の微小脳梗塞を増やさないことが

認知症の悪化を防ぐ大切な要因である.

　2020年の夏は極めて厳しい夏だった. 加えて, コロナ禍に対するマスクの影響もあった. 若い世代よりも80歳をすぎた世代のほうが酷暑の部屋の中でエアコンをつけることなく生活し, 脱水や脳梗塞を起こしてしまった. いくら勧めても「この家は風が通るから涼しい」と言い続けて夜中に救急搬送された当事者が少なくなかった. 家族がエアコンをつけても, 当事者がわざわざコンセントまで抜いてエアコンを止めてしまうことも多い. しかも水分摂取を勧めても「夜中にトイレに行く回数が増える」ことを嫌って, 水分摂取を控える人が多かった. 当たり前のことを勧めても, 同じような答えが返ってくる. 若く水分摂取の大切さが理解できる当事者であっても, 同じ行動パターンを繰り返すために, 水分摂取をしないこともある.

　私は, このような慢性生活習慣病のコントロールや生活習慣の改善には, 「とにかく諦めずに繰り返しテーマとして話し, 少しずつでも当事者の生活が変化するまで刷り込む」ことが大切だと感じている.

　③運動

　仕事が長時間続く場合などにはとくに注意して足の運動をするなど, 血栓ができにくくする努力が必要である. 気圧が下がった機内で座ったままの姿勢を長く続ける場合に「エコノミークラス症候群」に注意することと同じように, 職場や家庭でも適度に運動することが大切である. 在宅ですごす認知症当事者がまったく動くことなくすごせば, 脳の機能低下や「廃用」(使わないために働きが悪くなること)も起きる. コロナ禍で外出を控えた結果, このような廃用, フレイルが増えたことも事実である.

　毎日15分程度の散歩などが効果をみせるが, この点でも当事者が歩かない生活を続けている場合が多い. 言われるとわかるのに, 当事者に任せておくと無気力のために実行しないといった「実行機能障害」が出て行動に移らない人もいる. この場合, 精神サポートの場では当事者

がわずらわしがって怒り出すまで何度も話をすることは拒否感につながって逆効果になるが，できる限り（怒りが出ない範囲において），繰り返しその重要性を伝えることにしている．

④他人との交流

とくに大切なことは，他人とのコミュニケーションを続けることである．積極的に他人と会話すること，同じ目的をもって協力することなど，「生きがい」の大切さも忘れてはならない．脳のトレーニングも効果があるが，作業効率を上げる効果はあっても，実際に認知症を悪化させないためにどの程度効果があるのか，わかっていないことも多い．私は他者との交流や連携から，当事者が喜びを感じる生活を送ることが認知症悪化を先送りすることをこの 30 年で感じてきた．この点もコロナ禍での生活では大きな影響を受けた．

それゆえ，日常生活の中で他者との交流を断つことは悪化の大きな要素になることを，日々の精神サポートの際，当事者に伝えるようにしている．この点でもまた，当事者は「わかっているけれど，交流しない」という実行機能障害に陥っていることが少なくない．そのため，少しくどいほどに，それでいて当事者に「しつこい！」と怒りが出ない程度に繰り返し告げるようにしている．

2．代弁も「精神サポートの眼差し」をもって

代弁とは，だれかに代わってその人の意見を表明することをいう．本書に関心を示す人なら，みな認知症当事者の代弁者になろうと心がけているはずである．しかし，どの程度までの代弁を求められているかは，当事者のおかれている不都合（障害）の程度によって異なってくる．

言えないこと，できないことに対しては援助を惜しまない一方で，その代弁行為は本当に当事者が望むものであるのか，それともわれわれが「代

弁者になり得た」と自己満足の中で自分を許すためにある偽りの代弁なのか，今一度真摯に考えてみる必要があるだろう．

　かつて私が認知症当事者の代弁を行い，権利擁護や人権，不適切行為を防ぐための行政の委員などになっていたころ，私の頭の中にも「認知症当事者＝自己決定や財産管理ができなくなった人たち」というイメージが満ち溢れていた．言い換えれば，認知症当事者は「いづれできなくなる人」という間違ったイメージがあった．

　その後，オーストラリアから当事者として来日したクリスティーン・ボーデン（後に結婚してブライデン）と出会い，彼女に勇気をもらった日本の当事者が自らの内的世界を表明するようになり，恥ずかしいことに自分の理解がいかに表層的で共感に乏しい医師の視点からの解釈だったかを思い知らされた．認知症当事者は当時の私が想像していたよりはるかに多くの能力をもち，自らの内面の豊かな世界と，表現できることの限界との狭間で揺れ動くこころの持ち主であることを再認識したのである．

　これをきっかけとして，認知症当事者にはその人の思いがあり，それを病気の影響でしっかりと表明できなかったとしても，その人に代わって表現することの大切さを肌で感じるようになった．日々の臨床で「あなたはこういう場合にはどのような対応を希望しますか」と頻繁に問うようになり，医療機関や介護施設との連携の際にも，「この人はこういう希望をするだろうと思います」と発言して，当事者の代弁を頻繁に行うようにもなった．

　われわれが勝手に当事者の思いと称して自分たちの価値観を押しつけるとしたら，それは代弁ではなく，ただのパターナリズムによる勝手な「意見の押しつけ」になる．それゆえ当事者の思いを日ごろから汲み取るためにも，診療における交流を通してその人の気持ちにふれておかなければならない．代弁者となるためには，精神サポートによる当事者の理解が不可欠なのである．

3. 認知症当事者の自己決定に対して；地域包括ケアの担い手として

　認知症は介護状況によって支援の重点が大きく異なってくる．認知症の診療だけではみえにくい日々の生活状況への支援こそが，その人の予後を大きく左右する．ここで当事者の生活を細かに支援した結果，周囲が思っていたよりも意思決定能力があった事例と，周囲に対する返事が巧みで一見すると「何でもできる」ようにみえる反面，実際は理解不能になっていた事例とを比較し，意思決定の見極めの大切さを考えたい．

　認知症という疾患が当たり前のようになった今日，生活のさまざまな場面で当事者を目にする．完治することなく慢性の経過をたどる認知症の場合，周囲の理解，家族への支援，当事者の意思に基づく意思決定などのバランスをみながら長い闘病期間を支援することが大切である．

　そのようにして当事者の意思決定をベースにおきながら，一方では目の前で発言している「その人の言葉」が本当にその人の意思決定に基づいたものなのか，それともそのように発言してはいても実際の気持ちとはかけ離れたもの（たとえば病気からくる症状）にすぎないのかをしっかりと確認することが大切である．それが当事者の社会的生命を左右するような重要決定なら，なおさら大切にしたい．

　第2次世界大戦で焼けることなく終戦を迎えた大都市周辺にある当院に通院してくる人は，古くからの街並みの中で認知症と向き合いながら生きる人が多い．自ら意見を発することがないため，決定能力がなかったようにみえた人が，ソーシャルワークと医療の連携により内面に鮮やかな世界をもっていることがわかったことがあった．一方，普段のようすから自己決定ができているようにみえたにもかかわらず，その人の内的世界と向き合うと意思決定ができていなかった例もあった．社会的サポートで，福祉，介護，看護職とともに，今一度医療との連携を見つめ直さ

なければならなかった例を記す.

1）地域での認知症当事者の生活

　診療所周辺の地域によっては，高齢化率が40%を超えるところもある.
若い世代の多くは郊外に転居し，親の世代が老老介護をしている．外来
には日に40人弱の認知症当事者と家族が訪れるが，受診時には親子
で来院しても普段は別居していることが多い．2017年6月のある日に
当院を受診した認知症当事者40人の生活状況をみると，この地域の課
題がみえてくる.

　老老介護する高齢者のみの世帯がもっとも多く20人，独居の認知症
当事者がホームヘルパーやケアマネジャーと来院した人が10人，家族と
同居していたのは残りの10人と，半数は高齢者世帯だった.

　家族との同居例でも当事者の意思決定能力が低下して課題となるこ
とは多いが，独居の人が認知症となった場合に，多職種による地域包
括ケアを阻害する最大の要因は，その人が場面，場面で異なった意思
決定をする場合である.

＊

● 意思を表明するということ

　独居の中西幸次郎氏（88歳・男性／血管性認知症／改訂長谷川
式簡易知能評価スケール（HDS-R）17点）は，地域の内科医が作成
した主治医意見書に基づく介護認定調査の結果，要介護2となった.
神経心理学検査の結果に比べて発語が少ない彼は，ケアマネジャーの
質問にほとんど答えることはなく，ケアマネジャーも近所に住む息子も「こ
れだけ認知症が進行しているのに，よく1人で生活ができている」と感
じていたという.

　徒歩で数分の近距離とはいえ，息子が住むマンションと中西氏の自宅
とは離れているため，休日には息子が家族で実家に戻り夕食を共にする
ことなどがあったが，普段の食事や起居は1人で行っていた.

　そんなある日，中西氏は自宅玄関の上がり框で転倒し，顔面を強打した．木造家屋で築 70 年になる自宅には段差があるため，今後の生活でも転倒の危険性が高く，彼の生活をこれまで同様に維持していくことは困難になった．そこで，ケアマネジャーは息子とも相談し，サービス担当者会議を行うことにした．今後の生活を支えるために，このまま居宅サービスだけでよいのか，みんなで確認したかったからである．

　しかし，その会議前にケアマネジャーはもう一度，中西氏の気持ちを確認することにした．息子やその家族は「在宅では無理があり，われわれが実家に戻って介護することや，こちらのマンションで同居することは不可能である」と主張していた．息子は営業職で帰宅が深夜になることも多く，定年までの数年はこの生活が続く．息子の嫁も昼から夕方までパートで勤務しているため，これ以上の負担は求められない．

　サービス担当者会議に集まったデイサービス職員も訪問看護ステーションの看護師も，そして地域包括支援センターの担当者，ホームヘルパーも声をそろえて在宅では限界と述べてきた．ある参加者は「これ以上，認知症の中西さんを在宅生活させておくと，虐待（ネグレクト）ととられても仕方がない」とまで言い張った．内科主治医の情報提供書にも「この人が地域で生活するには限界をすぎている」と記されていた．

　住み慣れた自宅を離れてグループホームに入居するなどという話は，彼の自尊感情を傷つけるに違いない．叱られるのを覚悟で，意見を聞くことが大切なのだとケアマネジャーは考え，彼に恐るおそる意見を聞いた．

　ところが中西氏は思ってもみなかった反応を示した．ケアマネジャーの説明，これからの方向性を告げたところ，彼は怒るどころか静かにうなずいたのである．言葉は出ない．しかし，「もしかすると今の話が理解できたのかもしれない」とケアマネジャーは思った．

　……やはり返事は返ってこない．

　彼はなにか言いたそうにしているが，言葉が発せられることはなかった．

しかし，次の瞬間，ケアマネジャーが予想もしなかったことが起きた．中西氏は新聞に挟まれていた広告チラシの裏面に「家族にめいわく，かけたくない」と書いた．自分のことで家族に迷惑をかけたくないというのである．さらに「しせつにいったら，息子あんしん」とも書き記した．

これまで「なにも意思表示できない」と思っていた彼から，これほど鮮やかな家族へのおもんぱかりを確認したことで，ケアマネジャーは改めて彼に意思決定の力があることを感じたのである．

その後，このことをきっかけに息子が「父の脳の変化を専門的に診てもらいたい」と言い出し，専門医が診察したところ，彼には左側側頭葉に脳梗塞の跡があり，運動性失語が認知症に重なっていることがわかった．認知症ではあるが，自身の意見をしっかりともっていたにもかかわらず，失語によって言語の表現能力が低下していたのである．

自己決定できない存在であるとこちらが勝手に考えたとしたら，彼の本当の気持ちに寄り添うことはできなかっただろう．中西氏は自らの意思をもって入居という，己の身の処し方を決めたのである．

血管性認知症に加えて運動性失語を伴った状態像は，内科かかりつけ医の日常診療のみで把握できるものではなく，専門医がかかわることで意思決定の基準となる情報が増えた．

私は，ケアマネジャーのサービス担当者会議後に中西氏にかかわることになったが，専門医としての意見をケアマネジャーに伝えた後，必要な精神保健福祉手帳の申請やケアマネジャーへのグループホームの情報提供は社会福祉士が行った．医療と介護の連携を後押しする役割こそ，当事者の意思決定を確認しながら人権を守ることにつながると感じた精神サポートであった．

＊

● 本当の意思を見極める大切さ

アルツハイマー型認知症で長男夫婦と同居する前頭葉側頭葉変性症

（当院初診時の診断名は軽度認知障害）の小松原宏子氏（女性）は，ここ数か月の間に 3 回，交番に保護された．さまざまな店に行くたびに，なにかをポケットに入れてしまうためである．息子が呼ばれて警察で会うたび，彼女はまるでなに事もなかったかのように「笑顔」で息子を迎える．

　父親を見送ってから 20 年．自分と妹を育て上げてくれた母親に感謝する気持ちはあるが，3 年前に自宅に呼び寄せて以来，今では母親の「飄々（ひょうひょう）としたようす」をみるたびに，息子は自分の中に怒りが込み上げてくるのを抑えきれなくなっていた．

　自宅に戻って母親と話をすると，決まって「もう，絶対しない」と猛省，了解していることがわかる．息子も妻もそのときの母親の気持ちに嘘はないと思う．しかし，しばらくするとまた同じことを繰り返して数か月がたってしまった．

　大学病院の専門医から「アルツハイマー型認知症になる前の軽度認知障害である」との情報をもらった内科かかりつけ医が診断書を書いてくれた結果，「要介護 1」が出た．小松原氏のように身体 ADL（Activities of Daily Living；日常生活動作）が保たれ，しかも相手の質問にしっかりと答えられると要介護度が出にくいことはケアマネジャーも家族もわかっているだけに，このレベルは大切に維持していかなければならない．

　とくに彼女は，認定調査などで質問されると，見事に返事をすることができた．調査員が「これほどしっかりとした返事が返ってくるなら，まだ，しっかりとしていますね」と言って帰るほどである．

　しかし実際には会話の内容をまったく覚えていないことが多く，同じ質問を繰り返し 2 度すると，真顔でまったく逆の意見を返してくることもあった．ケアマネジャーはそのことに気づき，当院に相談してきた．

　大学病院の情報も参考にしながら精査を続けたところ，前頭葉側頭葉変性症の疑いが症候学的には極めて強く，目の前で起きていることを把握することなく目についたものを持って帰っている可能性がでてきた．

　これまで「しっかりとした意思表示ができるが倫理観に欠けている」と思われていたが，相手からの質問に対しての答えは「その場限りで，内容を把握，理解していない」ことがわかったのである．

　一見すると何でもできているようにみえて，実は現実見当能力が低下している小松原氏の状態を伝えることと，それによって本当の意味での意思決定ができていない可能性をケアマネジャーとともに考え，周囲にも理解を求めることにした．

　自らの意思で行っていると思われていたことが，側頭葉の変化（萎縮）によって，実は「なにも深く考えず，当事者も気がつくと，あることをしてしまった後だった」ということになれば，不適切な振る舞いとして警察に保護されたとしても，そこに小松原氏自らの意思発動はなかったことになる．医学的な事実に基づいた器質的変化を，家族や警察，そして介護，福祉につなげていくことで，本当の意味での彼女への支援が行えると判断した．

＊

　ここに掲げた例は表面にみえる状態像と，その人自身の内的世界の「あり様」がまったく正反対になっている対比例である．小松原氏の場合には当事者を対象とした精神サポートの適応になりにくい．その見極めも含めて認知症当事者の「本当の姿」を知ることで，権利擁護につながるとともに，医療と心理の両面から理解して，初めてその人の本当のこころを知る手立てとなることがわかった事例である．これらは決して特別な例ではなく，日々の外来診療を通じて頻繁に遭遇する．コロナ禍で人と人との交流が少なくなった今，より注意が必要である．

2）意思決定のための留意点

　このようにして意思決定の本当の姿を把握するために，われわれ支援者に求められることは何だろうか．まず，支援者が自らの立場の視点だけで判断しないことである．中西氏の場合もケアマネジャーと医療が協

力することで，彼に起きている脳の変化という生物学的な変化を客観的にとらえることができた．もし単独で判断していれば，本人の意思だと思われたことが多々あったと考えられる．

　その際，われわれに必要なのがチームによる熟慮，決定を基本として，多職種のさまざまな意見を受け止める包容力である．ケアマネジメントにおいても，さまざまな職種がそれぞれの視点からの意見をもつことが大切であり，その意見の「ハブ」となって当事者の代弁をする役割の支援者をつくり，その人を中心とした医療，福祉，介護が密に連携し，古典的ではあるが各自の「寄り添い」に基づいた支援が大切である．

4．就労時サポート

　認知症の就労を語るうえで大切なのは，当事者がもっている「不都合」な状態が障害と呼べるほど長い期間，その人に不都合を与えている状態なのか，それとも原因となる疾患の治療をすればたちどころに改善するようなものなのかをしっかりと見極めることである．

　現状で認知症と紛らわしい病態には仮性認知症，すなわち脳脊髄液が入った脳室がゆっくり拡大する正常圧水頭症，血腫が脳を圧迫するために認知症様症状が出る慢性硬膜下血腫など，原因を除けば認知症様症状は改善できる．それを見落としてはならない．

　かつて精神科医として積極的に就労支援を行った経験があるが，10年ほど前の話であるため，社会や企業の認知症に対する理解が今とは比べ物にならないほど乏しかった．当時は認知症という病名がついただけで人事から退職を促される傾向があり，医療側から「まだ，この人には就労が可能である」という診療情報を企業に提出したこともあった．

　慢性の変性疾患である認知症にとって，就労は容易いことではない．少しずつ悪化するにしたがって，いつ，どういう仕事をするか，どのよう

なレベルになればどういうポジションに就くか，といった時間の経過を視野に入れた見守りが大切になる．そこで力を発揮するのが精神サポートである．

1）人権擁護の視点から

　運動機能が悪くなっても就労を続ける人がいるのと同じように，認知症当事者が病気と向き合いながら就労するのは当たり前のはずである．ところが認知症＝休職・退職とすぐに考えてしまうことは人権擁護の面からも避けなければならない．先にも増え続ける認知症当事者，とくに若年性認知症の当事者を企業だけで支えることには無理があると書いた．認知症になった人は職場で多くのサポートを受ける必要性が出てきて企業も経済面で負担が大きくなるため，この課題は決して企業のみで考えるべきではなく，国や社会全体で支えるテーマである．

2）役割を変えていく就労形態と自尊感情

　では，認知症当事者自身は自らの病気と向き合いながら，どのように就労を続ければよいのだろうか．

＊

● 就労を続けるために

　中小企業に勤める小山内達夫氏（58 歳・男性／アルツハイマー型認知症）は，私の診療所を受診した当時は認知症初期であり，「最近のことを忘れる」ことが悩みであったが，時間の経過とともに，（実行機能障害が出て）これまでできていたことが少しずつできなくなってきた．

　彼は自らの能力低下を憂い，会社にもそのことを告げた．会社も当時としては理解があり，彼を要職から在庫管理に変えることで就労を続けられるように配慮したが，逆に彼はその配置先を知るや「会社には，もう居場所がない」と言って突然退社してしまった．彼のプライドが許さなかったのだろう．

＊

　単に就労の場をつくることへの配慮だけではなく，その人の役割意識を満たしながら，認知症の程度に合わせて就労の場を変えることが求められるデリケートなテーマである．こちらがよかれと思った配置転換が，当事者にとって耐え難い屈辱にならないように，当事者の「本音」を知ることが大切である．

　コロナ禍で，人手を減らさなければならなくなった会社は多い．その際に辞めた人の代わりに，残った人々がより多くの負担を感じながら，職場の機能を維持しなければならなくなった．そのような条件下，認知症の当事者が雇い止めを免れたとしても，少なくなった人手を補うために過酷な労働条件のなかで耐え続けている事例も多い．

　経済状況の悪化は前述した自死との関係も深いが，それと同時に職場の労働環境をより厳しいものにする．本来なら認知症の進行とともに，今のその人にできることをしてもらい，病状が悪化すれば，そのときにできる限りの働きを行えば評価できるような体制にしたいところであるが，社会全体の経済的なひっ迫は，このような柔軟な認知症当事者の社会的立場をも危機にさらすのである．われわれはこのような社会的危機から逃れることができない．しかし，そのような状況になるときだからこそ，より当事者にとって有利な条件が得られるよう代弁し，当事者の権利を擁護することに努めたい．

3）社会的ケア

　たとえば，就労年齢に認知症を発症した場合，すなわち若年性認知症の場合には就業の年代に発病し，その後，会社のこと，家族のこと，社会とのかかわりなどの面の精神サポート（社会的ケア）が求められる．

　会社との手続きの際にはもちろん，家族が会社からやんわりと退社をほのめかされているような場合には，社会福祉士に協力を求めたい．当事者のためにどのような社会制度が利用できるかについて，われわれは職種にかかわらず知っておく必要がある．社会福祉士や精神保健福祉

士がいるなら，傷病手当，障害年金，（できないことも多いが）生命保険における高度障害のことなど，本人と家族の生活を守るための諸制度の活用を話し合うことが重要である.

　自分たちを責めて社会に主張することがない本人や家族の人権擁護・代弁者となることが，医療，介護と並んで大切な支援の要である.　福祉相談の専門職がいない場合にも，当事者に対する社会的サポートにはどういったものがあるか，常に把握しておく必要がある.　手続きは専門家に任せるとしても，われわれすべての人が制度について把握しておくことは，とても大切な当事者支援である.　なぜなら，当事者がもっとも不安になりがちな社会制度の活用について，目の前の看護職や医師が知ってくれているという事実だけでも，当事者に対するこころの面でのサポートに等しいほどの安堵感を与えることができるからである.

5．霊的ケア

　日本では語られることが少ないが，本人に宗教的な信念がある場合には，その面に敬意を忘れないケアが求められる.　公的機関の場合に宗教的な面に言及することは少ないが，私たちのようなキリスト教カトリック医療機関の立場では，自分たちとは立場を異にする一般的な宗教（仏教や神道）に属する人自身の宗教的背景を尊重した支援を大切にしている.

　これまでに担当した人の場合は，仏教各派，天理教，イスラム教（結婚相手のために改宗したケース），モルモン教などの背景をもつ人々と，お互いの信仰に敬意をはらいながら終末期ケアを続けることができた.　幸いなことに外国とは異なり，宗教が異なる人と接しても，自分たちの考えを主張し続けるような行為は日本ではまれである.　そこに宗教的寛容性があり，「自分の宗教は大事にするけれど，他人には他人の宗教的背景があってもよい」と考えている点が，日本における霊的ケアのよい意味

での寛容性，あいまいさである．

　その点に感謝しつつ気をつけなければならないのは，日本に在住していても日本人のような考え方をすることのない人への配慮である．日本に帰化したけれど，自分が大切にしてきたユダヤ教の教えには忠実で，他の宗教と自分の立場はまったく異なることを主張し続けた人がいた．そのような人生観，宗教観をもつ認知症当事者のことにも思いを馳せることが，今後のわれわれの霊的ケアによる精神サポートには求められる．

　自分の力など遠く及ばないところに大きな力をもった存在があり，それを神と呼ぶ場合や御仏，あるいはそれぞれの宗教が呼ぶ名前で希求することは，コロナ禍の今，より大きなテーマとなっている．

　かといって，昔の人々のように祈れば願いが届くのではない世の中が延々と続くことで人間世界が続いてきたことも事実である．われわれはかつてのように，ただ，自分たちの背景にある宗教や，その信仰対象を信じればよいのではないということを知っている．

　しかし一方で，われわれには祖先から引き継ぎ，大切にしてきた宗教的背景がある．その文化的かつ情緒的な世界を大切にしながら，その人の精神世界を重んじる姿勢こそ，認知症当事者と向き合うすべての人に求められる姿勢である．

　日本には，宗教的，霊的背景を持ち出すことが「恥ずかしい」ような雰囲気が漂っていることが多い．「宗教をもつのは，だれかに頼って生きる依存性が強い証である」といった主張を聞くことも少なくない．しかし，信仰とはそのような弱さではなく，多くの人にとってその信仰があることで，その人がより高くなり，強めてきたことを私は臨床現場でみてきた．認知症と向き合う場合にも，生物学的な側面だけで疾患と自分との関係をとらえ，細胞の変性，萎縮とだけ理解した当事者と，その生物学的変化がたとえ避けられない変性であったとしても，自分が生きていくことの大切さを信仰の中で確信した人とでは，その後の人生の送り方に大

きな差があった．それゆえ，その人にとって大切な信仰の世界に，われわれも真摯な敬意をはらうことが求められる．

　私がかつて内科医であった母とともに在宅ホスピスの形で見送った血管性認知症の女性がいた．彼女の認知症はかなり進行しており，自身の身のまわりの状況が理解できなくなっていたが，彼女はとても熱心な仏教徒であった．われわれが自宅を訪問して最期の瞬間が近づいてきたとき，彼女は母と私がカトリックであるにもかかわらず，自分が仏に対する信仰の下で人生を全うしたいと考えることに，一瞬，ためらったのかもしれない．

　ある日，枕もとを訪ねた私に「先生，私は先生とお母さんに見送ってもらいたいけど，カトリックのイエス様ではなく，このまま仏様の見守りを信じていてよいの?」と言った．

　さまざまな信仰があり，中にはどの宗教が優れているとか，対立する宗教が戦争をもたらすこともあるため，われわれは宗教の存在を廃してきた．それは霊的な世界を認めないのではなく，むしろだれでも自ら信仰をもつ宗教的背景を尊重し，認めるから，あえてある宗教に固執することなく，各自の霊的世界を大切にしたいと願うのである．

　「もちろん，あなたが大切にしてこられた仏様のことを大切にしてください．あなたがこうして御仏のご加護を受けながら召されるまで，私たちはカトリックの医療機関として，できる限りの協力を惜しまないつもりです」と伝え，彼女は旅立った．あのとき，私たちの思いが彼女の信仰を支える一助になったと信じたい．

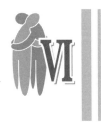

コロナ禍の今，みえてきた 認知症への精神サポートの意味

1．新型コロナウイルス感染症の恐怖と認知症ケア

　新型コロナウイルス感染症の課題が，この 2020 年という特別な年の恐怖によって混乱した過去の世界の「気にしすぎた過剰反応」として，後世の笑い話になって語られる時代が来たとしても，あえて世界が恐怖の最中にあるこの時期に，古いと思われがちになっていた精神サポートに目を向けたことを自分なりに述べてみたい．

　認知症の在宅支援では，病態が異なる幾人もの認知症当事者と向き合うことが求められる．私が行う面接のように，自らの病態に悩みながら受診する当事者を精神サポートすることもあれば，自らの病態への認識に乏しく，そのような状態でも地域で生活せざるを得ない当事者をサポートすることがあることも，地域の現状として認識しておかなければならないだろう．

　2020 年 2 月末から一気に地域医療の課題ともなった新型コロナウイルスの感染は，当院のように地域で認知症医療を展開する医療機関にいくつもの課題を投げかけた．感染しているにもかかわらず，他者への感染を防ぐ視点をもつことができない当事者の受診をどうするか，人よりも恐怖を感じる感性ばかりが強くなり一歩も外に出ることができず，自宅で困惑しきっている当事者をどのようにサポートするか，課題は尽きない．

　本章ではその代表的な例として，主治医自身が高齢のため認知症当

事者への診察ができなくなったケースの紹介と,「地域で認知症当事者が安心して暮らせる」ように,これまで培われてきた地域包括ケアへの影響について述べていきたい.

1）感染防御の観念が認識できない

　2020年5月初旬,長年のつき合いがある内科医師から突然,当院に電話連絡があった.普段,担当している認知症当事者の雨宮金治氏（76歳・男性／アルツハイマー型認知症／独居）に発熱がみられ,その医師の内科医院を受診しにきたという.しかし医師は80歳を超えているため,診察に応じることが困難だという内容で,当院への受診依頼の相談があった.

　幸いにも雨宮氏は保健所の指示に従って専門医療機関を受診し,新型コロナウイルスには感染していないことがわかり事なきを得たが,私はこのとき,地域医療の課題を今一度考えざるを得なくなった.

　はじめに,その内科医や私が開業している地域は認知症当事者かつ独居生活者が多く,自らの発熱や新型コロナウイルス感染を疑う兆候が出たとしても,その自らの行動を判断することができない人が多いことが問題である.

　当事者個人や家族の感染にとどまらず,地域全体を巻き込む可能性を考えると,雨宮氏のような場合,今後もどのような見守り体制をつくるかが急務であると感じた.2020年10月後半時点では,半年前と比較すると検査ができる体制が整いつつあるが,当時は検査すらできない状況が長く続いた.

　2020年5月に当院を受診した認知症当事者が「感染防御」という概念をどこまで理解できていたか統計をとると,認知症当事者876人中,地域生活を行ううえで自ら感染防御の認識をもっていた人は126人にとどまった.これは当事者の意識を中心に調査した結果であり,当事者に認識がない多くの場合でも介護家族や地域の見守りがあれば,結果とし

て802人は感染のコントロールをできることがわかった．しかし依然として74人の当事者は感染防御態勢をとることができなかったため，地域にとっては，感染を広げる「脅威」として映る可能性があり，われわれは当事者への偏見や差別を守りながら，同時に地域も守り続けなければならない新たな課題をもつことになった．

２）「認知症になっても安心できる地域」という概念の危機

　われわれは2004年に始まった認知症当事者のカミングアウト以来，地域に在住する認知症当事者が，スティグマや偏見に屈することなく「生き抜く」ことができる地域を目指してきた．そのためには前述のように社会全体が認知症とともにある当事者に接し，地域の中で排除することなく受け入れる必要がある．

　私は当時，厚生労働省のキャンペーンによって活動を始めた「認知症本人ネットワーク」の支援委員会委員長として，第1回本人会議を京都国際ホテルで開催し，当事者が自らの意見を表明する時代の幕開けに立ち会った．

　このキャンペーンの「本人支援ネットワーク」はやがて当事者自身による活動に変わっていったが，流れのひとつ，オレンジリングに代表される認知症サポーターとキャラバン・メイトの全国的な広がりは現在も続いているため，読者もよく目にすることだろう．

　そのような「支え合う地域」の概念，地域包括ケアの相互支援の体制がコロナ禍で一蹴されたのではないかという危惧がある．たしかに現在の状況下にあっても，当事者と同じ目線の高さを保ち，これまでと同じように歩んでいる人々も多い．自らを顧みることなく地域のために働く介護職や地域を守ろうとする住民の勇気には頭が下がる思いである．

　しかしそのような善意を理解して，当事者を温かく受け入れるはずの地域が，今回の「だれが運んでくるかわからない感染症」という恐怖によって凍りついてしまった．

　本書が刊行されるころには，このような事態を「パニックによる一時的反応」と笑える体制になっていてもらいたいが，現時点では先の不透明さとともに，社会全体に感染防御のためには入院している人との面会を制限し，有料老人ホームなどに入所している当事者は，これまで自由だった外部のリハビリへの行き来さえできない状態である．

　当事者が精神サポート可能な軽症レベルの人ではなく，日々の規則正しい生活によって在宅ケアが行われていたような中等度〜重度の当事者は，この半年余りの経過をみると，外出の禁止やデイサービスの中止から，明らかに心身共にフレイルが進んでしまった事例も多い．

3）「寄り添う」概念の危機

　介護家族の意識すら変容した．同伴受診が必要な中等度〜重度の当事者の介護家族に「新型コロナウイルス感染のことを考えると受診を控えるか」と質問したところ，2020 年 6 月に当事者に同伴受診した 742人の家族介護者のうち，実に 501 人から「医療への受診を控える」との回答を得た．当事者の受診時に他者からの感染を脅威に感じた場合，医療者からの感染を恐れた場合，そして自分たちから受診者にうつす可能性を考えて「受診を控える」と回答した人など，理由は分かれたが，多くの介護家族が通院を控えることとなった．

　この傾向は地域住民にもみられた．地域住民 50 人に「認知症当事者は脅威になるか」と問いかけたところ，回答を得た 43 人のうち，認知症当事者の感染を恐れた住民は 41 人いたのである．地域包括ケアの理念を考えて，これまでと同じように対応すると答えた人は 1 人のみだった．

　この結果から，私はコロナ禍という新しい状況下にあっては，これまでの認知症への概念を刷新する必要性を感じている．これまで「あなたたちを排除しない」というメッセージの下，傍に寄り添い，目線の高さを合わせて顔を寄せながら接することで示してきた地域住民の「善意」は，

治療薬やワクチンがない状況下では，「感染防御」と「新しい形での寄り添い方」という一見矛盾する2つの命題を満たす，新しいアプローチが求められるようになった．

4）新型コロナウイルス感染拡大後の課題

　新型コロナウイルス感染が始まった当初，私はそれが中国の一部の話だと思っていた．毎日のように認知症当事者の診療が続けられ，多くの人が診療所と自宅を行き来しても，それがあのSARSやMARSのときのように一部の感染者にとどまるものだと思い続けていた．今考えると「パンデミックなど起きるはずがない」とこころのどこかで思っていたのだろう．振り返れば医療者として何と考えのない愚かなことだったかと思う．

　SARS，MARSのときから当院の受付は小窓のあるガラスの仕切り板にしている．あの当時も致死性の高いウイルスの感染期に来院者のゾーン分けの必要性を考えたが，症状が出ている人の院内への入館を阻止することができれば，その後，ウイルスの持ち込みはなかった．「認知症当事者が自分の感染を理解できなくなっていても，入り口で感染の有無を見分けられれば，その後は心配ない」と思っていた自分がいたことを思い出した．

　新型コロナウイルス感染者が他者にウイルスをうつす可能性がもっとも高い時期が発熱前であり，発病前に多くの人に感染させてしまうスプレッダーがいることがわかったときに，その概念は吹き飛んだ．他覚的な症状の把握で予防できるどころか，これまで寄り添うことで成り立ってきた認知症当事者へのかかわり方の常識が一気に覆ってしまった．

　これまで肩を寄せ合うことで共感が得られたケアの概念は，横にいるだれもが死のウイルスを媒介するかもしれない「敵」に変わり，われわれのパーソン・センタード・ケアや寄り添う医療のあり方が，このとき，一気にフリーズしたのである．人の支援をしようと近づいてくる人はまるで「殺人鬼」のように忌み嫌われた．夜道でなくても後ろから歩いてくるだ

れかに恐怖を感じたのは，今回の経験が初めてであった．

　5月には京都地下鉄の駅に続く地下街で転倒した高齢者を見かけた．いつもならだれかが駆け寄って起こそうと手助けするはずなのに，その日，周囲にいた誰一人，駆け寄らなかった．それどころか周囲の人々が，そこに凍りついた．これまでの価値観に基づいて「助けよう」と思う気持ちと，「ウイルスがうつるかもしれない」との恐怖を，われわれの脳内で同時に感じたからに他ならない．

2．希望と光を見いだす努力

1）第1段階（フェーズ1）を経験してきたわれわれ

　これまでわれわれは当事者と同じ目線に立って考え，当事者にふれる，タッチするといった行為を通して連帯し，当事者のことを尊重している気持ちを表明してきた．そして，同じ立場で語り合うことが当たり前の世の中を目指してきた．

　私の臨床生活を振り返っても「治せなくても向き合うことに意味がある」と思った30年前と，「当事者にとって大切なことを共に見つけよう」とする今のかかわりには，時代とともに変化した私の気持ちが表れている．われわれはこれまで，物理的距離の接近や笑顔，言葉がけといった「寄り添う姿勢」の第1段階（フェーズ1）を訓練してきたのかもしれない．

　しかし介護保険が施行されてから20年の時間を経て，感染防御の観点から，そういった「ふれあい」のかかわりがむずかしくなった．入院すると面会は禁止され，施設内での面会も禁止された．ここ数か月で状態像が悪化した当事者も少なくない．まるで映画のような想像だにしなかった世界が目の前で広がったことから，われわれのこれまでの第1段階の体制は限界を迎えるに至ったのである（図6）．感染症という「敵」への対策を考えない認知症医療，ケアは無力だった．

感染症対策と認知症へのアプローチ（地域包括ケア）の協力

第 1 段階　当事者に寄りそうケアと医療

第2段階　物理的な距離を取りつつ，
心理的には「寄り添う」意識が当たり前の支援

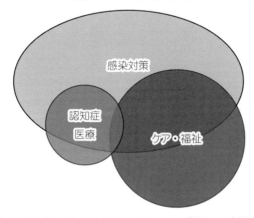

図6　地域包括ケアを維持するための「新しい連携」

2）第2段階（フェーズ2）に入ったわれわれ

　それから半年がすぎ，一度感染を抑え込んだと宣言した国々でも，再び感染の拡大が懸念されている．

　しかし，「感染症」のことばかり考えて他者とのふれあいができなくなったわれわれは，「寄り添う」観念を再考せざるを得なくなっている．「寄り添うのは当たり前」とした第 1 段階の対応に替えて，未知の感染症と向き合いながら当事者のこころに寄り添うために，われわれが意識しなければならない段階を私は第 2 段階（フェーズ 2）と考えた．

　第 2 段階では感染の観点から物理的距離は保ちながらも，当事者にかかわるすべての人は第 1 段階の概念を理解している状態であり，実際に近づかないとしても，その意識はしっかりと理解されている社会を指す．

第 2 段階を迎えるには，当事者と向き合うすべての支援者が，認知症という病態やこころの具合を理解するとともに，感染から身を守る情報をしっかりと身につけている必要がある．

3）「われわれは支え合うことでしか存在し得ない」との思い

　私は自らの人生を通して「精神サポートでだれかを救いたい」と願い，この 30 年の臨床を行ってきた．精神科の医局に入ったころ，専門として「認知症の精神療法をやりたい」と言った私に医局の先輩の何人かは苦笑した．「認知症は器質性精神疾患なので精神サポートの対象ではない」と多くの先輩が考えていたからである．

　統合失調症やうつ病も少しずつ病態がわかり始め，精神医学という科目が他科とは異なり科学ではなく文学だと揶揄された時代から，生物学的，科学的なものであると認識され始めた時代だったからこそ，このような反応になったのだろう．

　ある先輩は「昔のように精神疾患を模式図で表しているような世界は終わった．脳神経の変化や神経伝達物質と精神症状の関係がわかってきた時代にあって，今さら『こころ』という訳のわからないものを精神サポートなどという，あやふやなアプローチで取り扱うのは古いやり方だろう」と私に言った．

　あれから 30 年．脳科学は進み，脳局在や神経伝達物質の働きと精神機能の関係はわかってきたが，そのような時代にあってもこころが安堵できる状況と，そうではない状況には大きな違いがある．われわれはこれまで幾度もの危機を超えて生き残ってきた．その力は決して個々人の能力によるものではなかった．弱い存在である 1 人ひとりが自分の弱さを知り，だれかの助けを求めながら連帯してきたからこそ，人類という弱い存在でも生き残ることができたのである．そう考えれば，現状は人類が「生き残り」をかけてきたこれまでの物語と何ら変わりがない．

　世界中が恐怖にさいなまれ，「周囲はすべて敵だらけである」という

思いが支配的になれば，連携や共助を阻害してわれわれは存在の危機を迎える．それを克服し「共に生きる」道を選ぶことによって防ぎたい．繰り返しになるが，われわれは連帯することによってのみ，これまでも生き延びてきた．立場の違いを乗り越えて共に支え合うことでしか存続し得ないのである．

4）今年見送った2人目，ある男性の死をめぐって

こうした社会全体が沈痛な雰囲気と閉塞感に包まれていた5月に，私を支えてくれたアルツハイマー型認知症の男性（76歳）がこの世を去った．私が人生を共にすごした認知症当事者の中で，プロローグに登場する若年性認知症の女性・玉木氏と並び，臨床生活を代表する男性当事者であった．

出会いは7年前にさかのぼる．ひとり暮らしで認知症になり，身寄りもなかったため，私が行政や社会福祉協議会の協力医だったときに市長申し立てで成年後見制度を利用し，数年前から特別養護老人ホームに入所していた．

新型コロナウイルス感染症のことが介護施設に過剰な不安を与えていた時期だったため，葬儀もなく簡略化された別れになったが，彼との思い出はいつまでも私の脳裏から消え去ることはない．

私の診療所に通院していたときの彼は，つましい日々を送り，口数が少なかったが，それでも定期的な受診は欠かさなかった．「せっかく医療にかかるのなら，私のような精神科専門医ではなく，しっかりとした内科医を主治医にして，私は傍らから認知症担当医としてかかわるほうがよいのではないでしょうか」という問いかけに，彼は「先生と話すときには本音が言えるから」と答え，通院を続けてくれた．

認知症の診断がつく前から，自覚があった人である．初診のときに「私はこのごろ，判断力が低下したために勤務していた清掃会社のビルメンテナンス部門から専門医の受診を求められました」と，会社からの手紙

122

を持って来た．

　検査の結果も想定どおりアルツハイマー型認知症の診断となり，それを告げるべきにもかかわらず，私には抵抗感があった．一瞬ではあるが，ひとり暮らしで身寄りのない彼に，「人生との別れの通告」をするように感じたからである．それでも彼の気持ちを確かめて告知することになった．

　告知の日，診察室から出ていく彼は，私に向かって「病名が聞けてよかったと思います．自分でも決心ができました．それも自分の判断力が残っているうちに」と言った．そして「私にはだれもいませんので，先生，この先も私といっしょにやってくれますか」とも聞いてきた．

　それからの外来診療で，彼はさまざまなことを語ってくれた．自身の生い立ち，借金をつくって家族と別れ，音信不通であること……．聞いているこちらの胸が苦しくなるほど彼の人生には困難が繰り返されていた．しかし彼がいつも漂わせていた，どことなく希望を感じさせる「ものの考え方」は，当時妻を介護し始めた私が苦しい時期を乗り越える大きな力となった．

　私が彼に「あなたは1人ではありません」とつぶやくとき，私自身もまた彼の言葉を通して自分がひとりぼっちではないと感じることができた．

　決して言葉は多くないが，その数少ない言葉の中でも彼が私を「仲間」として感じてくれていることが伝わってきた．彼が病気の進行に打ちひしがれ，泣きながら「こんなに不都合が多いのなら，もう，どこかに入所したほうがましです」と告げてきたときでさえ，私をねぎらう言葉をかけてくれた．

　彼の診察を通じて彼を支えるつもりになっていたが，私はいつの間にかそれと同等の，いやむしろその何倍も多くの支えを彼との出会いから受けていたのだろう．それを確信したのは，彼が特別養護老人ホームに入った後のことだった．

　「支援者であるわれわれが，困っている当事者を救う」という図式をわ

れわれも世間ももちたがるが，その実，支援側に立っていると思い込んでいる人こそが，その向かいにいる人に支えられていることは多い．

　新型コロナウイルスは，われわれの世界で希望をつないできた連帯の気持ちを，感染という避け難いもので引き裂いてしまった．古来より人々が1人での生活ではなく，個々に自由をもちながらも他者との連携の中で社会をつくってきたその行為自体を，この感染症が根本から奪おうとしている．なぜなら，このウイルスはこれまでのものとは異なり，症状がない人が知らないうちに，かくも静かに死を運んでくるからである．

　目の前のすべてが敵になる．得体のしれないものはすべて排除されるべき異物になってわれわれのこころに形容し難い「殻」のようなものを作り上げてしまった．それもたった半年で……．

　信頼感をもって人と接するのが当たり前で，しかも当事者と同じ目線であることを前提条件としてきた介護の世界のパーソン・センタード・ケアの概念すら，感染の恐怖の前には沈黙せざるを得なくなった．

　昨今の施設における「家族の面会制限」は，感染防止のために必要なことは明白だが，一方で，当事者の気持ちに寄り添って考えれば，面会制限を受けること，とくに面会の長期間にわたる禁止から不安や寂しさが急増したことから考えても，そのような「禁止」は当事者の意思に反した究極の苦痛となるだろう．

　たとえ「人を安易に信じてはいけない，周囲にいるすべての人はウイルスを運んでくるかもしれない敵である」と，われわれが周囲との断絶を感じさせられるようになったとしても，人は人との連携や協力を求めて人生を送るものだということが，この時期にこの世を去った彼が与え続けてくれたメッセージである．そしてその事実を私に教えてくれた．

　あるとき，私が彼の病気の進行を止められないことに言及し，自らの力のなさと現在の医療の限界を嘆いたとき，彼は言った．「私も自分がよくなるとは考えていません．そんなことを期待してここに来ているわけで

はないんです．私は先生との対話を通して，この何年もの間，自分が生きているという実感を得て，つらくても次回の面接まで頑張ってみようと思って来ています．

　先生は私にとって治療者ではありません．悪いけれどあなたは私を治すことができません．それが今の医療の限界です．でも，あなたがこうして私と向き合ってくれることは，『私はこうして生きている，ここに存在している』と密かな私のプライドを満たす，大きな力になっています．私には家族がいないし神や仏を信じる力はないから，孤独な人生を送っても平気でいられる力はありません．だから先生がいなければ困ります．こうして他愛のない会話にみえる時間であっても，時間を共有するとこの先もまた生きていてよいのだと感じることができます．あなたは私自身のこころの内を照らし出す鏡，あなたを通して私は生きている実感を確認しているのです」と．

　彼はこの時点でもこうして内的世界を開示することができた．私の役割は，彼にその能力がある限り人生を共有することだけだったのかもしれない．

　支えているつもりの私は，自分が妻の介護者になったことをきっかけとした迷いの中にあり，それでも彼の救いとなりたいと願い，精神サポートを行った．彼もまた，困惑と絶望の中で私と出会い，その後の何年かを共にすごすことができたのだろう．

　このようにして，われわれは同時期にお互いの存在を認め合い，求め合うことで時代を共に生きられたのだと思う．支えるはずが支えられながら，人と人はつながっていく．新型コロナウイルスが再び感染拡大してきた時期に彼を見送った今，人と人は支え合うことでしか存在し得ない存在である，と私は改めて思った．

　他者との連帯や関係性を「物理的距離で」ある程度，保たなくなったからといって，人と人とのこころの距離を引き離すことはできない．彼

がこうして感染防止のために距離を取らざるを得ない時期に逝き，長年にわたって築いた距離は離れざるを得なくなった今日でも，彼と私のこころの距離は変わらず，明日を迎える大きな支えとなっている.

3. 今，この瞬間にあえて当事者の精神サポートを行う「私」は

1）妻の介護と向き合う自分がいること

　完治しない疾患という宿命から逃れることができない認知症と向き合う当事者への精神サポートの効果には限界があるかもしれないが，「同じ瞬間を生きる」視点から当事者をみると，その人のこころを日々支えていくための精神サポートは欠かせない.

　私はそのことに希望を託しながら臨床を続けてきた. 個人的体験を鑑みると，ひとり娘の母親として20年，京都の自宅に呼び寄せて同居した義理の母の介護家族としての経験が大きく影響している. 義母は20年にわたる「躁うつ病」を繰り返したのちに，自宅から離れて有料ホームに入り，その後の7年間をゆっくりと認知症に向かいながらすごした. 何度も心気的に体調の悪さを訴える義母と向き合うことで，さまざまな感情が去来することも私は数多く体験した.

　その義母を見送って2年ほどしたころから，これまで義母を介護してきた妻が体調を崩した. 義母と似たようなパーキンソン症状が現れると同時に，物事へのこだわり（強迫性）や不安が強くなり，私はこれまでのように朝の診療開始から夕刻まで，当たり前のように診療所で外来を続けることが許されなくなった. 一刻も早く夕食の買い出しを終えて京都の自宅に戻らなければならない. 多くの人は私の介護が破綻することを憂慮し，私に介護サービスの利用を勧めてくれたが，妻には独特のこだわりがあって簡単には介護保険のサービス事業者を受け入れられない. す

べて私がやらないと安心できない状況になっていた．しかも仕事で遅くなる私の事情さえ理解することができなくなっていた．

　食に対するこだわりも強く，介護事業者がつくる食事を受け入れることはむずかしい．あくまでも私もしくは娘がつくる一品か，惣菜を購入して帰らなければならず，大阪での診療は午後3時前に終えなければならなかった．

　当事者や介護家族の急な要望にこたえられないだけでなく，これまで務めてきた行政の嘱託医や夜間の研修会，日本認知症ケア学会や日本老年精神医学会などの学会で，ほぼすべての出張や委員会への出席が制限されることになった．

　医師になってからずっと続けてきた大学人としての学術的活動や講義も制約を受けた．この事態に陥ったのが2014年の夏である．すべての世界が変わったと同時に，私自身がこれまで生きてきた人生の目的や自分の役割を諦めなければならなくなったように感じた．

　これまで認知症当事者との対話を通して当事者を支えてきたと思い込んでいた数々のことは，あくまでも私が安心できる環境にいて，それを許す毎日の生活が保証されていたからこそ演じられた役割であったことを思い知らされた．

２）自分の感情と向き合う

　それでも介護は続く．悪気はなくても思ったことを口にする傾向が出ていた妻は，焦燥感や不安を口にする．日々の診療を終えて自宅に戻ると，その言葉との向き合いが始まる．そんな生活が6年半続いて限界を感じ始めたころ，新型コロナウイルスの感染が始まった．

　絶望に次ぐ絶望．期待や安易な勇気づけなどできるはずもない，「新しい」日常の中で認知症当事者への精神療法を行うことへの疑問が出て，迷いの中での模索が続いた．若いころには考えもしなかったような体力の衰えを感じる日も増えた．

　以前から体力がなく，歯科大学では2度の休学を繰り返した．語学研修に行った先のカナダで溶連菌感染から腎臓を悪くしたのである．医師になってからも，毎年のようにインフルエンザの時期にはだれよりも早く感染し，何度も診療を休まなければならなかった経験がある．

　「今度，未知のウイルスがやってきたら，間違いなくだれよりも早く死んでしまうだろう」と冗談のつもりで言っていたが，今回の新型コロナウイルスで私のこころは著しく不安にさらされることになった．家族，担当する認知症当事者やその家族，そして地域の「みえない敵」がいつ感染をもたらしてくるのか，予想できない不安が恐怖を運んできた．

3）それでも笑え！

　だれもが完璧な支援者でありうることはできない．それはよくわかっている．しかし，これほど打ちのめされた私が支援者として許されるのだろうか．私の認知症とのつながりは，まず介護家族との関係で始まった．これまでも「認知症の人と家族の会」のメンバーとして，妻の母親を介護する家族としての自分の身の置き所を模索してきたからである．2000年に入会したときから，当事者と介護家族の気持ちが理解できる医師を目指した．

　しかし妻の介護で感じた負担感は，そのときと比較にならないほど大きかった．外来の診療時間内に出会う介護家族との会話の中で，そして家族からの相談を受ける際に，介護者としての共感を覚える時間が増えた．

　思い浮かべたのは「それでも笑え，家族」というメッセージであった．たとえ絶望の中にあっても，人は「それでも笑う」「それでも一息ついて，ふっと微笑む」ことができる．それこそ先がないと感じられる「行き詰まり」の状況にあっても，ふとしたきっかけで方向性を変えるための力が出ると気づいたのもこのときであった．

　次に当事者との連帯がやって来た．前述した「認知症本人ネットワー

ク支援委員会」の活動である．当事者への精神サポートを続ける中で，当事者が私にもつ転移感情のことは常に考えてきた．彼にとって，彼女にとって私はどのような医療者だっただろうか……．

そしてコロナ禍の半年を迎えた．先日，久しぶりにオンラインでのシンポジウムが開かれ登壇したが，ふと，迷いながら悩みながら発言している自分の中に出てきた感情が，「生かされていること」を人生の恩寵と考え，当事者の思いと，それを投げかけられる私の逆転移の関係において，両者はお互いを支え合うのだという「思い」である．

この経験は私をこれまでの「支援者」から，当事者との向き合い，介護家族との話し合いをはじめとするすべての場面で，「我は彼とお互いに支え合っている」との確信に変えた．そうありたいと願う「伴走者」ではなく，当事者と人生を生きるうえでの「伴走者」として生きるべきだと改めて気づかされた．

これまでに経験した人生の挫折は多い．休学を2度繰り返して復学しようとしたときに，歯科大学の内科医は「君はどうせ今後，使い物にならない．歯科医になれるかどうかもわからないほど精神的にダメな学生を私の判断で復学させるのは不本意だが，別の大学病院の診断書が復学可能と書いてあるから仕方がない．迷惑な学生としてこの先何年も人生を無駄に送らないで，復学したらひっそりと真面目に人生を全うしなさい」と私に言った．

かつてこのように言われた私が，体力や気力のなさにもかかわらず，こうして30年間，認知症の当事者を支え続ける立場にいることになった．そして今，自分に課せられた役割によって，当事者を支えていくべき立場をももっている．

その際，ともすれば現場から逃げたいとさえ思う私に勇気を与えてくれるのは，今年見送った2人の当事者をはじめとする仲間からのエールである．

　危機は時に最大の恩恵をわれらに与える．

　われらは今，試されている．

　そんなとき，それでも人生に対してイエスと答えられるように，私はこれからどれほどの恐怖に飲み込まれそうになったとしても「ふと，笑える」自分がここにいることを確認しながら，認知症当事者への精神サポートを続けていく私であり続けようとこころに決めた．

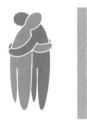

参考文献

朝田 隆編著：認知症診療の実践テクニック；患者・家族にどう向き合うか. 129-130. 医学書院, 東京 (2011).

V.E. フランクル（山田邦男, 松田美佳訳）；それでも人生にイエスと言う. 春秋社 , 東京 (1993).

後藤雅博編：家族教室のすすめ方；心理教育的アプローチによる家族援助の実際. 94-103, 金剛出版, 東京 (1998).

松本一生：家族と学ぶ認知症；介護者と支援者のためのガイドブック. 金剛出版, 東京 (2006).

松本一生：介護職と支える認知症；私の診かた. 4, ワールドプランニング, 東京 (2015).

松本一生：認知症の人の自死（自殺）から学ぶこと. 老年精神医学雑誌, 28(6):641-644 (2017).

宮永和夫編集代表, 若年認知症家族会・彩星の会編：若年認知症；本人・家族が紡ぐ 7 つの物語 . 中央法規出版, 東京 (2006).

繁田雅弘：認知症の精神療法；アルツハイマー型認知症の人との対話. 167-171, HOUSE 出版, 神奈川 (2020).

H.S. サリヴァン（中井久夫訳）：精神医学的面接 . みすず書房 , 東京 (1986).

L. ボリサー, A.C. ハーレイ（村井惇志監訳）：重度痴呆性老人のケア；終末期をどう支えるか. 135-156, 医学書院, 東京 (2000).

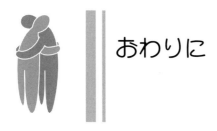

おわりに

　まったく恥ずかしいことに，私は自らの立場を高みにおいて，自分の安全を確認した状況でなければ，これまで人の支援をしてこなかった．自らが危険の中に飛び込んで，共にだれかを支援する経験がなかったのである．精神科医になって3年目に起きた地下鉄サリン事件，阪神淡路大震災に始まり，大きな災害や犯罪で多くの人が傷つき，その当事者を支えるべきときがあったにもかかわらず，自らの安全な「場所」を確保していなければ，支援を行うことはなかった．

　その状況が一変したのが2020年1月に表面化した新型コロナウイルス感染症によるパンデミックの世界だった．こうして目の前に感染症が広がると，ワクチンや治療薬の存在がないだけに，「覚悟の医療」が求められることとなった．

　そのとき，今一度胸に突きつけられたのは，これまで自分が行ってきたはずの「認知症当事者へのサポート」と称する一連のアプローチが，真に当事者のこころの痛みに寄り添ったものだったか，それとも砂漠でのどの渇きに苦しむ人々のことを支援するつもりで，実際の自分は送られてくる映像を快適な部屋でアイスティーを飲みながら共感したつもりになっていただけだったのではないかという強烈な問いかけであった．この経験は，認知症を精神療法アプローチによって支えるというこれまでの臨床を今一度考え，自らの「あり方」を再考させられる大きな要因となった．私の経験によって書かれた本書が，読者にとってほんの少しでも「絶望

132

にあっても先を照らす明かり」になれば，このうえない幸いである．

<診療所 70 周年，精神科医臨床 30 周年に>
　松本診療所を亡き両親が開設した 1951 年当時の日本は，戦争が終わって 6 年がすぎていたが，まだまだ貧しい国だったといつも聞かされていた．診療所に来る人々が受診料を払えるように国民に健康保険が行きわたり始めたときだったらしい．その後，高度成長は長くは続かず，ゆっくりと国の勢いは傾きながら，世界に類のない高齢の国になったが，息子である私はその国の高齢者，とくに認知症を担当する精神科医療機関を開設し，もの忘れ外来をつくった．志はまだ道半ばだが，診療所の歴史を振り返ってみると長きにわたり地域で活動してこられたことに感謝している．
　2021 年は松本診療所の創立 70 周年であると同時に，父を見送って 30 年，母を見送って 10 年，私の医師生活 30 周年の節目となる年である．その前年に新型コロナウイルスが広がり，サバクトビバッタも世界を食い尽くしそうな勢いで増えてしまった．永遠に続くと考えていた香港の自由は，あっという間に独裁者に圧し潰されそうになり，カリフォルニアやオーストラリアでの落雷，山火事は止まらず……．それでもわれわれは明日のために笑うことができ，人のために生きて人生の意味を知るのである．
　明日も私がよりよい医療を目指せるなら，それはだれかに課せられた「義務」を果たすためではなく，未知の領域に喜びをもって自ら飛び込んでいく「権利」をもつからである．いかなる世になっても人生に「イエス」と言えるよう，勇気をもちながら命と伴走する意味を求め続けたい．

<お詫びと謝辞>
　私はこれまで精神科医になってから大きく 2 つの精神療法の流れを学

んできた．精神分析と家族療法である．どちらも研究会に属して，それなりに研鑽を積んだつもりである．しかしいずれも後輩に伝授できるほどの技量はなかった．そんな私が臨床経験だけを頼りに認知症当事者を対象とした「精神療法」を本書にしたためた．正当な精神療法の探究者にすれば，許されない行為だろう．しかも正式に精神療法や臨床心理を学んだ人でなくてもエッセンスが理解できれば現場でも活用できるとして，「精神サポート」などという表現を用いた．すべては私個人の責任であり，この紙面を通してお詫びしたい．

　だれよりも感謝したいのは，こうして「肩に力が入らないレベルで精神療法的エッセンス」を伝えたいと思った本書を書くきっかけをつくってくださった東京慈恵会医科大学教授の繁田雅弘先生である．本書は先生が出版された「認知症の精神療法」（HOUSE 出版，2020）に感銘を受けた結果，書ききることができた．ここに，こころから感謝の意を表するものである．

2021年2月

　　　　　　　　　　　　　　　　　　　　　松 本 一 生

松本　一生（まつもと　いっしょう）

松本診療所（ものわすれクリニック）理事長・院長
大阪市立大学大学院（生活科学研究科）客員教授
日本認知症ケア学会総務担当理事，日本老年精神医学会評議員・指導医・専門医，
日本精神神経学会指導医・専門医・認知症診療医，大阪府認知症施策推進会議
メンバー，精神保健指定医，歯科医師，認知症の人と家族の会会員

【専門分野】老年精神医学，介護家族・支援職のこころのケア
【主な著者】
「いのちとの出会い；認知症という病気に向き合うために」ワールドプランニング（2019）
「あなたがいるだけでこの世は意味がある」ワールドプランニング（2018）
「介護のこころが虐待に向かうとき」ワールドプランニング（2016）
「介護職と支える認知症」ワールドプランニング（2015）
「認知症家族のこころに寄り添うケア」中央法規出版（2013）
「喜怒哀楽でわかる認知症の人のこころ」中央法規出版（2010）　ほか

認知症のこころと向き合う

2021 年 3 月 30 日 第 1 版

定　価　　本体 1,200 円+税
著　者　　松本　一生
発行者　　吉岡　千明
発行所　　株式会社ワールドプランニング
　　　　　〒162-0825 東京都新宿区神楽坂 4-1-1
　　　　　Tel：03-5206-7431
　　　　　Fax：03-5206-7757
　　　　　E-mail：world@med.email.ne.jp
　　　　　http://www.worldpl.com/
　　　　　振替口座 00150-7-535934
印　刷　　株式会社双文社印刷